Las dietas y la libertad

Emilia Landaluce

LAS DIETAS Y LA LIBERTAD

El fin de la dieta absolutista
La quiebra del régimen totalitario

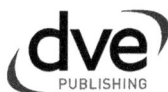

dve
PUBLISHING

© Editorial De Vecchi, S. A. 2018
© [2018] Confidential Concepts International Ltd., Ireland
Subsidiary company of Confidential Concepts Inc, USA
ISBN: 978-1-64461-009-1

Para Angelita, Antonia, Maite y Conchi,
pero sobre todo para mi madre.

Índice

Índice

Todos estos relatos son auténticos. O, para ser más exactos, unos se atienen a la verdad y otros tienen un núcleo de autenticidad y un envoltorio ornamental.

La mayoría provienen de mi experiencia propia, pero también debo reconocer que me he apropiado de algunas experiencias ajenas.

Los dietistas de mi relato son una representación caricaturesca de los muchos especialistas que he conocido a lo largo de mi vida, pero no dejan de ser personajes de ficción. Cualquier coincidencia con la realidad no es susceptible de querella.

LA AUTORA

Introducción:
herencia judeocristiana

«Como cualquier mujer,
siempre he preferido que me llamen puta
a que me digan que he engordado».
Axioma dietético

Hasta hace tres años mi vida giraba en torno a una misma idea: hacer régimen. Desde el nacimiento de mi consciencia, este pensamiento se convirtió en una obsesión que me acompañaba a todas partes. Era mi primera resolución al despertar, y el último propósito antes de dormirme; aparecía de improviso para invadir mi soledad y presidir soliloquios en los que se convertía en premisa indispensable para la consecución de mis planes de futuro.

En mi imaginario moral la delgadez se fue transformando en sinónimo de triunfo. Me imaginaba, por ejemplo, como la presidenta de Citibank, con todo lo que ello implica, embutida en un ajustadísimo mono de cuero negro, por supuesto. Esbeltísima.

«En mi imaginario moral la delgadez se fue transformando en sinónimo de triunfo».

Arrolladora. Imparable. Mis elaboradas fantasías de éxito profesional y amoroso estaban protagonizadas por una proyección de mí misma, mucho más delgada, mandando, apabullando, triunfando...

Poco a poco la dieta comenzó a infiltrarse en todas las parcelas de mi existencia: en la educación, en el esparcimiento, en la diversión, en el trabajo, en el amor... Era la autoridad. Conclusión: el régimen regía mi vida. Era una dictadura brutal, un régimen totalitario que, como el comunismo o el fascismo, se inmiscuía en cualquier parcela de mi actividad pública y privada.

¡Ah...!, pero yo era una empecedora del régimen, una inconformista, una disidente que aprovechaba cualquier signo de debilidad, cualquier excusa o relajo, para rebelarme y comer. Probé todos los métodos médicos y creí cualquier superchería. Sin embargo, todo fue en balde. Ahí estaba yo, gorda. Una auténtica activista del 68 —kilos, o más— plantando cara a aquel totalitarismo gris y dietético, pero sin adelgazar...

El régimen se implantó de improviso. Sin embargo, cuando logró alzarse con el poder, tuve la certeza de que, desde hacía mucho tiempo, había estado infiltrando a sus secuaces discreta y traicioneramente. Su advenimiento al frente del gobierno de mi cuerpo fue consecuencia de un proceso silencioso pero constante que significó el fin de una época convulsa, plagada de irresponsabilidades e inopias.

En teoría, la infancia, como la anarquía, es irreal, inocente y crédula. La primera vez que tomé conciencia de mi propio cuerpo tendría unos tres años. Estaba desnuda, buceando entre las sábanas de hilo de la cama de mi madre. Recuerdo haber mirado mi torso plano y estrecho. Uniforme, informe, delgado. Con un solo golpe de vista podía entrever mis costillas. Respiraba y ahí estaba aquel sarcófago perfectamente definido. Por una lógica asociación de ideas, producto, cómo no, de la televisión, los esqueletos eran para mí sinónimo de muerte y hambruna.

¡Iba a morir!, no había duda. Recordaba con pavor el hambre de aquellos niños escuálidos y moribundos que aparecían en las noticias. Niños negros, de vientre hueco y rostro afilado, de enormes ojos blancos y ahuevados, que pronto se cerrarían para morir.

En la pared de la derecha, mi madre había colgado un cuadro que representaba la Crucifixión de Cristo. Recuerdo perfectamente el costillar sobresaliente de Jesús expirando. Raquítico, pálido, ¡tan lejano de la carnosidad del niño de Belén! Al pie de la cruz, había una calavera y unos huesos. La Biblia da respuestas infalibles. La incógnita de la ecuación se había despejado: huesos y muerte eran conceptos íntimamente ligados. Más tarde supe que la iconografía cristiana vincula esta osamenta con el primer hombre, Adán, y que simboliza la resurrección de la carne (sin connotaciones gastronómicas).

Pero si había algo que realmente me atemorizaba eran los marcados pómulos de la Sábana Santa, a la izquierda de aquel lecho monumental, fascinante y masoquista. Recuerdo que, cuando las lámparas del pasillo se quedaban encendidas, un haz de luz alcanzaba de refilón aquel lienzo, subrayando los rasgos sufrientes de Jesucristo. Los ojos desorbitados, la sangre goteando de la corona de espinas, la cabeza aparentemente flotando, despegada del cuerpo. Entonces me invadía el pavor y me arropaba hasta las orejas, sacando sólo la punta de la nariz para poder respirar y evitando mirar directamente aquel cuadro tenebroso. Me parecía que aquellas imágenes se hallaban bajo el influjo de algún sortilegio maligno y que al mirarlas me arrastrarían, con sus huesos, al sufrimiento, a la desnutrición, a la muerte.

Mi teoría seguía sin ser desmentida. La inevitable mujer de negro estaba en todas partes amenazándome guadaña en —su huesuda— mano y dejando adivinar, bajo la capa, los temibles y terribles pómulos y costillas. Juré solemnemente que comería hasta hacer desaparecer aquel prominente costillar de mi cuerpo.

Siempre me ha parecido interesante culpar a estos anacolutos forrados de hilo de la llegada de la dictadura. Supongo que, para parecerme a Europa, me gusta explicar mi historia a partir de raíces judeocristianas. Empecé a comer para que esas costillas se hundieran bajo mi esponjosa barriga. Desde luego, la carne era mucho más atractiva que esos huesos antipáticos, fríos y ganchudos.

Cuatro años después empecé a darme cuenta de que nacemos para morir, para intentar convertirnos en esqueletos andantes hasta desfallecer o fallecer en el intento. Y ese, sin duda, debía ser mi destino. Pero, como siempre sucede, la revelación llegó demasiado tarde. Las anchas caderas de la Venus de Willendorf han pasado a la historia y un costillar bien visible es lo que realmente conmueve a la sociedad.

En mi detrimento, debo decir que no me resultó muy difícil deshacerme de los terribles huesos, pues siempre fui una niña bastante comilona, que desde la más tierna y rolliza infancia devoraba con auténtica delectación callos, *foie-gras* y queso picante. En mi defensa, he de decir que nunca fui obesa, quizá tan sólo me sobrasen cinco o seis kilos, lo cual aumentaba el absurdo de esa intensa pasión-obsesión: adelgazar.

A los ocho años era ya redonda y carnosa, la viva imagen de la salud y del primer mundo. En aquella temprana edad se implantó una dictadura que duró casi quince años. En este tiempo probé todas —o casi todas— las dietas existentes. Me informé acerca de medicamentos. Tomé pastillas. Del mismo modo que los liberales españoles del siglo XVIII asistían a las tertulias políticas e intelectuales de París para empaparse de las figuras de la Ilustración, yo mantenía acalorados debates con partidarios de Atkins o Montignac. De estos dos autores, los Montesquieu y Rousseau de las dietas, llegué a atesorar más de una docena de títulos diferentes. Lo intenté todo. Sin embargo, aquella cruel tiranía dietética me tenía a su disposición. Aterrada. Acomplejada. Siempre presa del miedo a que, en el juicio sumario presidido por la sociedad, se me declarase culpable de ser gorda. Y repito: tan sólo me sobraban unos kilos.

Antes de alcanzar la edad crítica de veintiún años ya había visitado más de veinte consultas de médicos especialistas en nutrición. Sus métodos, más o menos represivos, me enseñaron que cualquier régimen, por absurdo que sea, si se cumple a rajatabla, funciona.

Por otra parte, como todas las restricciones, la dieta provoca ansiedad y frustración, sensaciones que al comer se transforman en un extraño complejo de culpabilidad, lo cual, no obstante, no impide que los ataques al régimen impuesto se repitan e incluso se incrementen. Asimismo, cualquier dieta hace que la comida se vuelva tan atractiva que llega a divinizarse. Este anhelo de lo inalcanzable se traducirá en actos revolucionarios: ataques compulsivos que tendrán como primeras víctimas todos los alimentos vetados. Es decir, nos saltaremos el régimen y engordaremos.

> «(...) cualquier dieta hace que la comida se vuelva tan atractiva que llega a divinizarse».

Por este motivo, el primer paso para adelgazar es el *libre* compromiso con uno mismo. El deseo de adelgazar debe ser propio, nunca impuesto. Por lo general, en las dietas la mentalización se asocia a la coacción que supone la báscula. Sin embargo, se suele olvidar la importancia de la voluntad y la soberanía del individuo en cuestión. También aquí puede establecerse un paralelismo con el régimen político. Para la consecución de la libertad es necesario un pacto entre la sociedad civil y el Estado. La justicia debe ser administrada por un poder objetivo e independiente, el judicial. No en vano este suele estar representado por una balanza. En nuestro caso, el poder judicial es la báscula; el legislativo, los regímenes, y nuestro propio cuerpo, la sociedad. La coacción del peso, es decir, de la justicia, no garantiza nuestra delgadez, ni tampoco la paz social. La sociedad debe formarse y participar activamente en este proceso. El cuerpo ha de mentalizarse. La anarquía desaparece con la renuncia de la sociedad a infringir las leyes, a recurrir a la violencia. La educación (o mentalización) hace más fácil toda esta tarea.

Por ello, el compromiso con el cumplimiento del objetivo (adelgazar) es fundamental a la hora de seguir un régimen: cuanto más mentalizados y comprometidos estemos con la causa, más libres seremos y menos leyes necesitaremos, esto es, podremos seguir una dieta menos severa.

Yo lo he logrado. He convertido mi cuerpo en una nación liberal en donde la intervención del Estado, de las dietas, es mínima, pese a que sigo respetando las leyes fundamentales. En estos momentos puedo decir que soy una persona delgada. Y lo he conseguido mediante un método inconsciente y espontáneo que, tras mucho meditar, he decidido plasmar en estas páginas. No busque en ellas tablas de calorías, índices glucémicos o intrincados corpus legislativos dietéticos. Tampoco complicados menús, ni recetas complejas. Aquí encontrará los factores que han influido en mi recientemente adquirida condición de delgada. También analizo las causas y condicionamientos de la gordura, conceptos sobre los que se han publicado numerosos estudios, pero a los que creo aportar una visión nueva y objetiva basada en mi propia vivencia.

> «He convertido mi cuerpo en una nación liberal en donde la intervención del Estado, de las dietas, es mínima (...)».

Cuando estudiaba Historia, una de la preguntas más repetidas a lo largo de los años de exámenes fue: «Causas de la Revolución Francesa: la quiebra del Antiguo Régimen». Pese a las diferencias notables con la historia de los pueblos, me gusta concebir la dieta como una imposición, una dictadura, algo que no emana de mi soberanía ni de mi voluntad.

Desde niña la televisión, mi familia y la presión del entorno social me han abocado a acatar unas normas contra las que mi cuerpo se ha rebelado a medida que estas se han vuelto más duras y han tratado de injerirse en mi vida. Para lograr la felicidad, la anhelada libertad, el régimen debe ser derribado. Afortunadamente yo lo he conseguido, pero no mediante una revolución (esto es lo que recuerdo de los exámenes de Historia), que suele implicar ruptura y violencia, sino a través de una transición tan poco traumática como democrática, que me ha hecho delgada. ¿Cómo lo he logrado? Espero que mi experiencia le ilustre, aunque ya se sabe que no hay régimen político —ni siquiera el democrático—, ni dietético, que sea perfecto.

I.
LOS CIMIENTOS
DE LOS REGÍMENES
TOTALITARIOS

Para conocer los cimientos sobre los que se sustenta el régimen y las causas de la implantación del totalitarismo dietético debemos remitirnos a la antropología y a la historia. Toda confrontación política, guerra o revolución tienen un motivo, un origen, un germen. El de la dictadura dietética lo podemos encontrar en factores tan dispares como la genética, los hábitos de vida, el estrés, la ansiedad...

Mi familia siempre ha estado a régimen. Desde que tengo memoria, en nuestra casa ha habido tres temas de conversación predominantes: el campo, los perros y los regímenes de adelgazamiento. Más tarde, tras los atentados del 11 de septiembre, comenzamos a hablar de política. Supongo que esto explica este relato pormenorizado de mi vida.

Mis progenitores fueron fervientes combatientes contra el régimen, personas en permanente intento de adelgazar. Tras pasar por una clínica de adelgazamiento de la Costa del Sol, léase gulag o centro de tortura y adiestramiento para borrar todo indicio de disidencia y rebelión, fueron rehabilitados y pasaron a formar parte de su brutal aparato de coacción. Luchando contra un destino que preconizaba gordura, mis padres sacrificaron enormes sumas de dinero, creyendo que, una vez delgados, podrían acceder libremente a una de sus pasiones: la comida. Pero su esfuerzo fue en vano. Nada pudo liberarles de la implacable persecución del régimen. La disidencia fue rápidamente doblegada y su voluntad, consecuentemente quebrada. Había que implantar la delgadez a cualquier coste. El precio pagado: una alienante renuncia a la libertad.

Genética: las gruesas ramas del árbol genealógico

Dicen que la historia es cíclica y que debemos conocerla para no repetir los errores del pasado. Ya he señalado antes que la genética es un factor determinante en la gordura. Estadísticamente, el 40% de la obesidad mundial es de origen genético. En nuestro cuerpo, como células terroristas durmientes preparadas para atacar, existen 400 genes relacionados con la gordura. Los médicos nutricionistas suelen sustituir el término *herencia genética* por *predisposición*. Es normal, todos los regímenes totalitarios tergiversan términos y significados para confundir a los ciudadanos y someterlos con mayor eficacia: revolución cultural, República Democrática Alemana... *Predisposición* suena menos determinante que *herencia genética*.

> «(...) el 40% de la obesidad mundial es de origen genético».

Antes de la guerra civil mi abuelo paterno pesaba ciento dieciocho kilos. Durante la contienda se salvó de las terribles persecuciones que segaron la vida de dos de sus hermanos combatiendo, tras cambiar de nombre, en el ejército del bando republicano.

Antes del estallido oficial de la guerra en 1936 se escondió de aquel Madrid fratricida en la buhardilla de un antiguo empleado. Su vida estaba permanentemente en peligro. No podía salir a la calle, por temor a ser identificado como burgués, reaccionario, enemigo de clase o simplemente católico; y todos aquellos calificativos significaban la muerte.

Cualquier sonido parecía sospechoso. Vivía permanentemente alerta. Una bisagra chirriante o el resquebrajar del suelo de madera bastaban para sacarle de su escondrijo.

Las secuelas de esa tensión quedaron bien impresas.

Casi medio siglo más tarde, cuando dormitaba frente a la chimenea, bastaba un leve crepitar del fuego para que se despertase de un respingo seco y con los ojos blancos de terror.

Mi abuelo pasó tanto miedo que se olvidó de comer. Sin embargo, esta amnesia duró poco y pronto la necesidad venció al miedo.

—Una vez —solía contar— vimos a un burro pastando. Lo matamos a palos y nos lo comimos. Éramos tres. La verdad es que tocamos a bastante poco. El pobre animal, como nosotros, estaba en los huesos.

También solía hacer la siguiente observación:

—El hambre lo puede todo. Una vez la tienes metida en la piel, el miedo desaparece. En la guerra, por un trozo de pan, era capaz de hacer cualquier temeridad: andar por cornisas y vigas entre tiroteos, fuego amigo y enemigo, robar... El hambre es como una droga... Te ciega.

«El hambre es como una droga... Te ciega». Al acabar la guerra, mi abuelo, de casi un metro noventa de estatura, pesaba sesenta y cinco kilos y había perdido su lustre de próspero banquero. Se había convertido en un gigante famélico. Aparte de ese miedo latente en mi abuelo, la guerra dejó otra secuela en la familia y en mi herencia genética.

Por agradecimiento, mi abuelo se casó con la hija del empleado que lo había protegido, una minúscula mujer soltera sólo en apariencia. En cuanto se casó, mi abuela se abandonó a los placeres de la carne, en todos los dos sentidos, y engordó. Ni siquiera la terrible hambruna de los primeros años de posguerra le impidieron convertirse en una obesa burguesa. En consecuencia, sus cuatro hijos, entre ellos mi padre, fueron gordos. Valga el ejemplo de mi tía Cristina, que rompió todas las fotos que le habían tomado hasta los diecinueve años porque sufría lo que ahora se denomina *obesidad mórbida*. Posteriormente se casó con un hombre-mojama que le quitó grasa y dinero. Según mi otra tía, la mordaz aunque bondadosa Manuela, el día de su primera comunión, ataviada con un parabólico traje de hilo, parecía una mesa camilla.

Mi padre siempre fue muy presumido. Alto, guapo, elegante. La naturaleza le había hecho físicamente agraciado, pero pronto empezó a enfrentarse a esa misma benefactora para luchar contra otro legado genético menos afortunado: la obesidad.

Cuando mis padres se casaron, eran los dos la viva imagen de aquella «dictablanda» de Franco. Mi madre, niña bien, era esbelta, y militante del partido comunista en la clandestinidad. Tenía un Jaguar descapotable con tocadiscos y un abrigo de auténtico leopardo (ahora, para evitar que se apolille, yace en nuestro congelador); y así, de esta guisa, se manifestaba frente a los grises. En cierta ocasión, básicamente para escarmentar a aquella belleza idealista, la detuvieron. Estuvo tan sólo un par de horas en el cuartelillo, pero a mi progenitora le encanta relatar la experiencia como si el cautiverio hubiese durado años, y erigirse así en adalid de la democracia. Lo cierto es que su disidencia era más pronunciada en otro frente menos abstracto que el político.

De niña, mi madre, doña Emilia, era flaca y escuchimizada, casi escurridiza. Según cuenta, no le gustaba comer e incluso tenían que obligarla a sentarse en la mesa. Cabe mencionar, sin embargo, las ingentes cantidades de alcohol que consumía con asiduidad desde su más tierna infancia, cuando tío Dante, el marido de tía Emilia, la llevaba a Sanlúcar de Barrameda para beber manzanilla en infinitos «vasos de caña». Tía Emilia era la hermana de mi abuela materna y, como manda una ancestral tradición familiar, estaba un poco desequilibrada mentalmente. Antes de casarse había sido monja, por arrebatos ciclotímicos, y cantante de ópera frustrada. Era tan sofisticada y frívola como inestable psicológicamente. Siempre la recordaré terriblemente delgada, aunque también fue de las que rompió las fotos de su vergonzante —para la dictadura— pasado obeso. Hasta los diecisiete años había sido gorda. Cuando alcanzó la edad adulta, decidió dejar de comer. Entonces se convirtió en una especie de María Callas, que engordaba a través de los demás, alimentándolos con todo aquello de lo que ella, debido a su dieta marcial, se privaba. Ignoro si, como dicta la leyenda de la celebérrima soprano, ingirió los huevos de una solitaria, pero el caso es que siempre compraba enormes cargamentos de comida que nosotros fagocitábamos por ella. Nunca conseguí sorprenderla comiendo. Cuando, varias décadas después, nosotros, sus sobrinos-nietos más pequeños, íbamos a verla a su casa de Rota, se pasaba las tres horas que duraba la visita de rigor empecinada, agobiándonos y ofreciéndonos comida constantemente. El paroxismo de la situación alcanzaba su cenit cuando, tras cebarnos con queso, uvas y chorizo, nos ofrecía unas ciruelas sabrosamente acuosas para que «nos enjuagásemos la boca», mientras ella permanecía ascética, acética y esquelética, escrutándonos tras su vaso de agua. Definitivamente, nosotros éramos como las solitarias que supuestamente utilizó la Callas para reinventarse como diva.

Tía Emilia y tío Dante no tenían hijos y vivían entre Cádiz e Italia. Mercedes, mi abuela homónima, férrea, estoica y radicalmente opuesta a su frívola hermana, decidió que mi madre les acompañaría en una de sus largas estancias en Italia. La hacedora de mis días, entonces una escuálida púber, engordó diez kilos en tres meses. Ese viaje fue el origen de su gordura y mi progenitora nunca perdonó a sus tíos esta traición que, según ella, la empujó a la imposición del régimen.

Tío Dante sabía disfrutar. Como maestro-restaurador del Vaticano, apreciaba toda la belleza y las bondades de la existencia humana. Así pues, siempre trataba de propiciar una orgía sensorial que entraba por los oídos, los ojos y el paladar. La expedición iniciaba el día visitando monumentos, atracándose de la belleza de Italia. Por la noche iban a la ópera. Después, exhaustos y ahítos, finalizaban la jornada nutriéndose con delectación en restaurantes de nombre melodioso.

También viajaron a otros países, como Inglaterra, Francia y Estados Unidos. Mi madre conoció así la gordura y la democracia. Cuando tía Emilia y tío Dante se instalaron en Rota, mi madre comenzó a luchar contra las dos dictaduras: la represión de Franco en España y la del régimen de adelgazamiento en su propio cuerpo.

Unos años después conoció a mi padre, un hombre tranquilo que prefería no meterse en política. Cuando se casaron, mis progenitores hicieron causa común contra la gordura. Mi madre, por su parte, olvidó, o mejor dicho enterró, sus pleitos contra Franco y, como era normal en una mujer de su tiempo, se dispuso a traer hijos al mundo. En cuatro años parió tres hermosos varones, recuperándose en tiempo récord del embarazo de sus dos primeros vástagos, pero con más esfuerzo del último. Mi hermano Juan tiene una aporética teoría sobre este particular trienio liberal de delgadez. Si se estudia el cine patrio de la época, años sesenta y setenta, se observa claramente cómo los jóvenes penosamente denominados *yeyés* son extrañamente activos y flacos. Ya podían ser

> «Cuando se casaron, mis progenitores hicieron causa común contra la gordura».

del Opus Dei, Acción Católica, carlistas o del Partido Comunista, que todos bailaban como si estuviesen en trance, al ritmo de la música davadá-psicodélica[1] en lugares rocambolescos. Para mi hermano no cabe duda: todos estaban bajo los efectos de algún psicotrópico. Mi madre me lo ha confirmado:

—Había unas pastillas sin receta. Se llamaban Bustaix[2] o algo parecido. Podía comer de todo. Desayunaba café con miel, bollos y pan con mantequilla y mermelada. Comía garbanzos y cenaba chuletón, y de postre, por supuesto, siempre queso y tarta. Lo cierto es que no paraba quieta un segundo. Me levantaba temprano, llevaba a tus hermanos al colegio, iba a trabajar, cocinaba y salía a bailar durante toda la noche. Luego me acostaba un rato, y vuelta a empezar. Esas pastillas eran fantásticas. ¡Qué pena que las retiraran! Todos nos las tomábamos antes de salir de juerga.

La teoría de mi hermano Juan aúna política y dietética para explicar semejante vacío legal:

—Creo que Franco les dejaba drogarse para tener felizmente delgada y colocada a la gente, y así poderla controlar. Si te fijas, nuestros padres empezaron a engordar justo después de la transición democrática. Antes, en España, y en el mundo en general, no había tantos gordos.

Reflexionar profundamente sobre este tipo de cuestiones es una práctica habitual en mi familia. Desde la llegada a este valle de lágrimas nuestros padres se han preocupado de que creciésemos al amparo del régimen totalitario. Librar la batalla por liberarse del terrible yugo es una tradición familiar vigente desde hace generaciones. Si tuviese que elaborar un escudo de armas para conmemorar tales méritos, incluiría dos básculas rampantes y una corona de lechuga.

La herencia genética es, un factor determinante de la obesidad. Para comprender los motivos por los que se ha implantado un régimen autoritario en nuestro cuerpo debemos indagar en la genealogía. Los antecedentes familiares pueden ayudar a averiguar las razones de esta situación opresiva. En efecto, ¿por qué la ropa nos queda

---

1. Davadá: coros típicos de la música de los setenta.
2. Compuesto químico que tiene como principio activo el clorhidrato de anfetamina, que, al parecer, causó la ruina de muchas amas de casa.

siempre pequeña? Resulta positivo que seamos la primera generación de gordos de la familia, dado que entonces el derrocamiento
del régimen se convierte en una lucha
personal. Mediante un simple cambio en
la jerarquía alimenticia, eliminando de la
dieta diaria azúcares y grandes cantidades
de comida, y reduciendo el sedentarismo,
el régimen se tambalea y acaba por desmoronarse. Pero si, como en mi caso, usted tiene antecedentes de obesidad en su
familia, además de enfrontarse a las om-
nipotentes tentaciones gastronómicas,
tendrá que luchar contra la tradición, los mitos y la historia, una historia que está condenada a repetirse.

«(...) si, como en mi caso,
usted tiene antecedentes
de obesidad en su familia,
(...) tendrá que luchar
contra la tradición, los
mitos y la historia, una
historia que está
condenada a repetirse».

Una familia comprometida con el régimen

Mis padres tuvieron cuatro hijos: mis tres hermanos y yo, la única niña. Desde un principio, los seis conformamos el núcleo duro del régimen. Mis hermanos nacieron durante el franquismo; yo, meses después del fallido golpe de Estado de 1981. Posteriormente Mariana, mi cuñada, pobre ilusa, decidió unirse desinteresadamente a nuestra causa. Mariana conoció a Carlos, mi hermano mayor, cuando yo tenía cinco años y era una criatura menuda, pero tozuda, fuerte y compacta. Según ella, antes de salir con el bienamado primogénito, era delgada, pero su condición cambió radicalmente la primera vez que fue invitada a comer a casa. Entonces empezó a engordar. Su adhesión a la disciplina del régimen fue casi instantánea, y pronto se unió a nuestras peregrinaciones a las consultas de los sucesivos médicos nutricionistas. Gordos los dos, Mariana y Carlos prosiguieron su noviazgo durante casi una década, hasta que un día mi hermano tuvo el detalle de pedirle matrimonio durante una romántica sesión de mesoterapia abdominal.[3]

Mariana es una mujer maciza y fuerte. Carlos y ella forman una extraña pareja, simbiótica y complementaria, basada en los contrastes, aunque, según mi madre, es Mariana quien, bajo su apariencia de mosquita muerta, tiene al mastodonte de Carlos totalmente dominado. Nunca la he visto proferir una sola maldición o blasfemia, excepto en una ocasión, en la iglesia, en que olvidó sus buenos modales y gritó un taco a un caballeroso joven que, creyendo que esta-

---

3. La mesoterapia es una técnica inventada en 1952 por el francés Dr. Michel Pistor que consiste en tratar las zonas afectadas con microinyecciones de distintos medicamentos (de la medicina tradicional, homeopáticos, vitaminas, minerales o aminoácidos).

ba embarazada, le quiso ceder su sitio en el extremo del banco. Entonces, en aquel recinto sagrado, a Mariana le salieron todos los sapos, culebras y arañas que durante años había retenido en su impoluta boca.

Política e historia me interesan desde que tengo consciencia. Lo mismo me sucede con la comida. De pequeña mi paladar se acostumbró a apreciar manjares, tanto mentales como gastronómicos, que habitualmente se reservan para los adultos. Mis padres siempre quisieron que estuviese implicada en todo aquello que sucedía a mi alrededor. Tenía hambre de conocer, de saber, de comprender. Y también de comer. Sentía una ansiedad constante por la vida, pero teniendo muy presente que todo lo bueno acabaría y que el desenlace siempre sería la muerte. Con apenas tres años, durante un breve periodo, pensaba que en cualquier momento tendría un descuido, se me olvidaría respirar y, consecuentemente, moriría. Quizá por este motivo siempre trataba de atracarme —de vida y de comida—, porque tenía la sensación de vivir permanentemente acosada por la muerte. Más tarde me sobrevino el terror patibulario a los huesos y las costillas.

«Política e historia me interesan desde que tengo consciencia. Lo mismo me sucede con la comida».

Cuando mis sentidos despertaron plenamente, me di cuenta de que mis padres vivían constreñidos de forma permanente por el régimen, pese a que ninguno de los dos era gordo en el estricto sentido de la palabra. Sin embargo, ambos estaban totalmente obsesionados con adelgazar. Desde que mis hermanos y yo tuvimos consciencia, nuestros progenitores nos inculcaron la necesidad de hacer régimen, de condicionar nuestra vida a la delgadez. Así, nos condenaron a vivir bajo aquella dictadura. Pero de nada les valió. A pesar de sus ímprobos esfuerzos, o quizá precisamente por ello, nosotros fuimos gordos. En lugar de explicarnos la necesidad de comer sano y hacer ejercicio, nuestros padres prohibían, coaccionaban, amenazaban. Desde que nacimos, en casa la comida estuvo prohibida y, por lo tanto, mitificada y divinizada. Comerse una patata frita era pecado y un bocadillo de Nutella, un sacrilegio. Pero cuando con motivo de alguna celebración —algo muy habitual, por otra parte— nos permitían relajar nuestras costumbres, lo hacíamos con gran ansiedad, y así tragábamos, engullíamos, devorábamos. Habían creado tal estrés en torno a la comida que cada vez que decidíamos ingerir algo teníamos que atiborrarnos, atracarnos hasta la enfermedad.

Durante su infancia, mis hermanos fueron delgados. Posteriormente, al cruzar el umbral de la adolescencia, los cuatrocientos genes de la obesidad despertaron y comenzaron a engordar. Casualmente, coincidió con una mayor implicación de mis padres en su régimen alimenticio. Cuando yo nací, diez años después que Juan, el más joven de mis hermanos, ya estaba todo atado y bien atado, y la dictadura dietética, fuertemente implantada. Yo fui gordita desde mi infancia. Pese a nuestras singularidades, puede decirse que éramos la típica familia de la transición española: temerosos de la libertad, pero ilusionados por dejar atrás un pasado sangriento.

Recuerdo la foto que nos hicimos para el carné de familia numerosa cuando nací. En ella aparecemos los cuatro hermanos, mis esbeltos padres y, por supuesto, *Buga*, nuestra perra, una cachorra minúscula y ligera que dormitaba tranquila en el regazo de mi padre. Entonces todos estábamos delgados. *Buga* murió hace casi una década, cuando contaba con dieciocho años. Sufría una terrible diabetes y pesaba unos quince kilos, que para un pequeño teckel son una barbaridad. Durante sus últimos años de su vida la pobre *Buga* tuvo que vivir en la clandestinidad. La razón de este obligado ostracismo se halla en que por entonces teníamos la sensación de estar pasando por un periodo de acuciante voluminosidad y nos daba vergüenza que nuestra querida y vieja *Buga* apareciese oronda y negra, arrastrando su barriga hiperbólica, mientras imaginábamos los comentarios de los invitados:

—¡Fíjate, hasta el perro está gordo!

La pobre *Buga* también estaba permanentemente a régimen obligado, lo que prueba que en los totalitarismos ni los animales se salvan del yugo de los dictadores (¿no ordenó Mao la extinción de los gorriones?). Comía un pienso basto y marrón que debía ser tan insulso como nuestras clásicas espinacas hervidas. Sin embargo, siempre encontraba alguna alma cándida que premiaba sus monerías con alguna fruslería alimenticia. Mi madre optó entonces por ponerle un bozal, inquisitorio artilugio que también la privaba del disfrute de una de sus aficiones predilectas: visitar el cubo de la basura para atiborrarse a escondidas de repugnantes patas de pollo con uñas, una actividad muy parecida a nuestras incursiones secretas a la despensa. Estoy casi segura de que si mis padres hubiesen podido conseguir un bozal como el de *Buga* adecuado para seres humanos, no hubiesen dudado en ponérselo a su adorada hija. Personalmente, me sentía muy ligada al destino de aquel cilindro andante. Ambas, *Buga* y yo, vivíamos bajo un exhaustivo control policial que nos privaba de las libertades más fundamentales.

Otro ejemplo de cómo los animales son víctimas inocentes de la represión del totalitarismo dietético lo podemos encontrar en un clásico de los regímenes de adelgazamiento: los sustitutivos proteicos (tipo Biomanan, Biocentury...). En septiembre y enero se produce un fenómeno social muy interesante, el de los propósitos. Para muchos hombres y mujeres estos meses tienen un componente simbólico de renovación y renacimiento. Suelen ser los momentos unánimemente elegidos por la humanidad para pagar la matrícula del gimnasio, empezar un curso de idiomas, comprar infumables coleccionables por fascículos y, por supuesto, adelgazar. Me gusta bautizar estas buenas intenciones como *propósitos dietéticos*. Pese a que lo habitual, entre las víctimas del régimen, es repetir diariamente, a modo de oraciones y suras, sus propósitos dietéticos; hay quienes eligen estas fechas para tratar de ponerlos en práctica. Si los seres humanos actuásemos con lógica, primero deberíamos marcarnos el objetivo (cuántos kilos queremos adelgazar) y luego calcular el tiempo necesario para lograrlo. Sin embargo, nuestra irracional idiosincrasia hace que objetivo y tiempo sean variables totalmente independientes.

> «Estoy casi segura de que si mis padres hubiesen podido conseguir un bozal como el de *Buga* adecuado para seres humanos, no hubiesen dudado en ponérselo a su adorada hija».

Recuerdo que, aburrida en clase, apuntaba en la agenda que debía utilizar para recordar hacer los deberes mi peso y el que alcanzaría tras unas semanas de dieta. Todos estos planes de guerra estaban en clave, por supuesto, para que no los descubrieran mis crueles condiscípulos y se burlasen de mí. El plan solía consistir en acabar exámenes y dieta con sendos triunfos. En la agenda escribía: «Enero: 67 kilos. Febrero: 61 kilos. Marzo: 55 kilos». Y así sucesivamente. Describía cualitativa y cuantitativamente mi fulgurante futuro de fémina delgada. Mientras realizaba estos planes, sentía cómo el régimen empezaba a surtir efecto e incluso automáticamente comenzaba a sentirme más flaca. Me gusta denominar esta sensación *adelgazamiento psicosomático*. Huelga decir que al final siempre surgía algún tipo de sabotaje que me impedía llevar a cabo la elaborada estrategia y acababa saltándome el régimen, fracasando así en la consecución de la anhelada delgadez. Entonces, en lugar de tratar de seguir una dieta más o menos suave pero constante, decidía tomar medidas de emergencia, que, por lo general, consistían en productos sustitutivos de las comidas: barritas y batidos.

Los meses de auge de estos productos, mayo y junio, coinciden con esa estresante cuenta atrás durante la cual los seres humanos deciden sacar su cuerpo del periodo de hibernación para tratar de lucirlo en traje de baño con la mayor dignidad posible. Las víctimas del régimen acuden en masa a abastecerse a hipermercados, farmacias y tiendas especializadas, y compran lotes completos de productos: barritas, batidos, galletitas para comer entre horas e infusiones.

Normalmente el propósito de ingesta dura dos comidas. Tras un desayuno prometedor y una comida voluntariosa, en los albores de la tarde, el sujeto del propósito dietético empieza a preguntarse por qué demonios tienen que ser los días tan largos. Entonces el hambre comienza a hacer mella en su ánimo. Podría optar por comer unas barritas, pero prefiere ponerse filosófico, se da cuenta de la inconsistencia de la existencia humana —y de la de los sustitutivos— y de lo breve que es la vida como para desperdiciarla sufriendo. Con un misticismo cercano al desmayo, opta, pues, por una cena consistente pero satisfactoria. Y así, un año más, las barritas y los batidos quedan relegados al rincón más recóndito y tenebroso de la despensa.

Mis hermanos y yo éramos compradores compulsivos de este tipo de productos. Cada noviembre mi madre solía recopilar todos los restos caducados de los sustitutivos que nosotros, sus hijos, habíamos acumulado en la despensa tras el fracaso de nuestros propósitos dietéticos, y, en su afán ahorrador, se los daba de comer a los perros. Preparaba una bomba mortal que consistía en mezclar batidos con barritas y agua, y triturarlo todo con la batidora. Al cuarto de hora, la masa inicial de tan peculiar pitanza se había duplicado y continuaba su expansión. Entonces subía el cemento armado a las perreras en una carretilla y lo repartía a partes iguales entre los siempre ávidos canes. Pobres animales. Por la noche los aullidos se agudizaban y subían de volumen. Todavía tengo metidos en las sienes aquellos taladrantes lamentos perrunos.

—Lo de darles de comer Protical es una idea estupenda. ¿No ves que tiene muchas vitaminas? Se les pondrá un pelo estupendo

—solía decir mi madre ufanándose de su ahorro. Y es que en casa no había ser vivo que se librase de la prisión dietética construida por mis padres.

Mis perros y el campo son recuerdos felices asociados a mi infancia. En cambio, otros, como la coacción policial en torno a la despensa prohibida, resultan mucho menos gratos. Mis padres entraron a formar parte del aparato de persecución del régimen ocho años después de la muerte de Franco, cuando decidieron que nosotros, si queríamos llegar a ser algo en la vida, debíamos ser delgados. Desde que tuve uso de razón, siempre tuve claro que, si debía elegir entre las dos cualidades típicas, prefería ser guapa que inteligente.

«Desde que tuve uso de razón, siempre tuve claro que, si debía elegir entre las dos cualidades típicas, prefería ser guapa que inteligente».

Mi progenitor, tras pasar por una durísima clínica de la Costa del Sol, se volvió terriblemente disciplinado. Adelgazó mucho, pero también tuvo que hacer frente a un terrible dilema político: ¿comer o beber? Se decidió por lo segundo. Desde entonces, su menú consiste en un plato de lechuga, una lacónica ala de pollo y una botella de vino tinto que ingiere junto a una lágrima de queso, combinación que pondera con aproximadamente tres horas diarias de siesta ibérica.

Por su parte, mi madre se convirtió en una especie de Pasionaria machacona que nos aleccionaba con amenazadoras arengas para que no comiésemos. Mientras, ella ocultaba con mucho cuidado a la opinión pública del pueblo oprimido (su propia familia) que en el tercer cajón de la mesilla de noche guardaba enormes cajas de pastas de mantequilla. Muchas noches, en la intimidad tiránica de su cuarto, se deleitaba engullendo las suculentas pastas, mientras a nosotros nos mandaba a la cama caninos, con un poleo menta con sacarina. Cuando años después lo supimos, nos indignamos. Era la hipocresía de la alta jerarquía del régimen. Mientras nosotros penábamos por comer, ella tenía bien escondidos todos aquellos alimentos que nos prohibía disfrutar. Una especie de «todo para el pueblo, pero sin el pueblo». Mao también se deleitaba con exquisiteces francesas mientras el pueblo chino hacía pis en la calle para poder comer *chlorella*, el alga que crece en la orina. Para mi desgracia, yo había nacido en el seno del partido, donde el peor crimen es la disidencia, el desafío a la autoridad, y lo más importante, mantener de cara al exterior la pureza de la doctrina.

Pese al fracaso dietético que evidenciaba nuestra gordura, la adhesión al régimen de mi familia era incuestionable. Sin embargo, vivíamos constantemente transgrediendo las reglas, siempre adelgazando o engordando, pero nunca estables, anhelando un mínimo respiro, una concesión, una excusa para comer.

Mi madre, para evitar que cayésemos en la tentación, puso un candado en la puerta de la despensa y cerró el libre tráfico de alimentos. Durante los periodos más aislacionistas solía fijar una estricta cartilla de racionamiento y aparentemente todos acatábamos de buen grado sus disposiciones. Por supuesto, en seguida aparecía el estraperlo, un fenómeno que hacía que muchos alimentos que nos estaban restringidos nos llegasen de forma subrepticia. Comíamos a escondidas.

La obsesión por los paralelismos hacía que en mi pueril mente me imaginase como una especie de Juana de Arco burlando la vigilancia de la matriarca del régimen e irrumpiendo en la despensa para robar una tableta de chocolate. Entonces tragaba las onzas con ansia, casi sin masticar, orgullosa de mi valentía. Casi podía imaginar a los poetas escribiendo cantares de gesta —mejor dicho, de ingesta— sobre mis hazañas de comedora vengativa-compulsiva. Las hormonas de la felicidad liberadas por el cacao se unían a la satisfacción de romper un tabú, una prohibición, y comprobar que, a menos que fuese descubierta, no pasaba nada. Todas aquellas prohibiciones maternas eran un mito.

Mis hermanos y yo teníamos tanto miedo de ser sorprendidos comiendo o de ser recriminados cruelmente si lo hacíamos en público que tomar a escondidas algún alimento prohibido se transformaba en una hazaña de carácter épico. Recuerdo haber comido, envuelta en la oscuridad de aquella despensa vedada, chocolate, pastas, jamón serrano... De hecho, todavía conservo una gran destreza con el cuchillo jamonero que para sí quisiera D'Artagnan. Esta habilidad me valió años más tarde una pesada broma del proveedor de jamones de la zona, que, en connivencia con mi familia, me envió un pergamino escrito con solemnes caracteres góticos donde se decía que me había sido concedido el título ficticio de

> «**Recuerdo haber comido, envuelta en la oscuridad de aquella despensa vedada, chocolate, pastas, jamón serrano...**».

Jamonera Mayor del Reino de Castilla. Ilusa de mí, llevé el diploma al colegio, pensando que era un motivo de orgullo académico. Obviamente todos se rieron de mí:

—No me extraña que esté gorda, hartándose de jamón...

Respondí a semejante afrenta aduciendo:

—Para vuestra información, el jamón serrano no engorda, es proteína.

Un argumento veraz pero inane.

El régimen empezó a escalar posiciones en mi vida, no sólo por decisión de mi madre, sino también porque yo así se lo pedí tras un enfrentamiento con un entorno escolar un tanto hostil, a saber, tres o cuatro comentarios y libelos crueles que me dedicaron los niños malvados.

Como cualquier dictadura totalitaria, la dieta había comenzado a infiltrarse en mi cuerpo, imperceptiblemente y con ayuda de sus fieles e influyentes partidarios (mi madre y la complicidad cobarde del resto de la familia). Esto es lo habitual. La sociedad, nuestro cuerpo, por comodidad, no se rebela para recuperar la soberanía. Y cuando intentamos hacerlo, es demasiado tarde. El partido dietético ya ha acaparado el poder y entonces comienza el miedo y la persecución social. La libertad en la que vivía se evaporó, y no la recuperaría hasta muchos años después.

Seguí aquel primer régimen con cierto escepticismo, callada, pero obnubilada por la autoridad materna y por todas las ventajas que, según las arengas de mi madre, conlleva perder unos cuantos kilos:

—Ya verás... Estarás mejor, tendrás más amigos, tu vida será mejor.

«Aprendí a amar la delgadez de mis prójimos más que a mí misma».

En los colegios, y en la sociedad en general, los gordos, o simplemente los que no se adaptan a la draconiana normalidad exigida, son marginados. No existen. Se desprecian. Aprendí a amar la delgadez de mis prójimos más que a mí misma. Así, admití mi gordura, mi imperfección, mi trauma, mi gran debilidad. Tenía unos diez años cuando oficialmente me pusieron a dieta por primera vez, y a las pocas horas de empezarla, mi madre comenzó a verme más delgada, otra muestra de su fe fanática en el régimen.

La primera víctima, el primer exiliado de aquel joven régimen que se implantó en mi cuerpo fue el pan, inmediatamente condenado a la ignorancia, al ostracismo, al olvido. Y no retornó a mi vida, a su patria, hasta muchos años después. Ahora, cuando lo como, corteza y miga, supone casi un ejercicio de libertad de expresión, un triunfo de mi voluntad y soberanía individual. Las normas de la dieta únicamente me permitían comer verdura y carne, pescado o pollo, pero nada de pasta, legumbres o patatas. La fruta debía tomarla separada las míticas dos horas de las comidas y en el desayuno.

En mi conciencia de niña quedaron bien impresas dos consignas: la primera, que si comía algo fuera del régimen, debía sentirme culpable, confesar y expiar mi culpa, y la segunda, que el mundo es de los delgados. Consecuentemente, debía amar y respetar el régimen porque garantizaba la aceptación social y el éxito. Cada mañana mi vocecita de niña repetía lo que no debía comer mientras juraba fidelidad al padrecito, al *fhürer*, al régimen de turno. ¡Ah, pero era frágil esa voluntad férrea...!

«En mi conciencia de niña quedaron bien impresas dos consignas: la primera, que si comía algo fuera del régimen, debía sentirme culpable, confesar y expiar mi culpa, y la segunda, que el mundo es de los delgados».

Mis padres viven y trabajan en el campo, concretamente en Almedina, en Castilla-La Mancha. Ese es el lugar que todos los miembros de la familia consideramos nuestro hogar. En nuestra casa en el campo, el centro vital de la vida familiar es la cocina. En esta estancia desayunamos, pasamos las horas previas al almuerzo y la cena. En ella se dirimen los destinos, se toman las decisiones y se anuncian los acontecimientos que rigen la convivencia familiar. Es una especie de plaza Roja de Tiannamen. Mi madre, consciente de la importancia de esta estancia y extrañamente para una persona tan austera, no ha escatimado un solo céntimo en su construcción y la ha equipado con todos los adelantos: despensa, cocina de diez fuegos con un potente extractor y una gigantesca cámara frigorífica que custodia auténticos tesoros en forma de conservas y sobras del día anterior.

Pese a la permanencia bajo el yugo del régimen, en nuestra casa se come fenomenal. Las encargadas de la cocina, Angelita, mi madrina, y Antonia, han sido las responsables de hacer que nuestra insurgencia haya sido más activa de lo normal. Resultaba bastante dramático contemplar las ollas que preparaban para las personas que trabajaban en el campo, repletas de potaje, arroz con liebre, berenjenas con queso y tomate o pisto con huevos fritos y patatas, por nombrar tan sólo algunos ejemplos gastronómicos que pueden conducir a la levitación, mientras a nosotros nos esperaban como frugal colación unas acelgas asténicas y una pescadilla congelada de ojos saltones.

Aquella cocina fue el escenario de heroicos actos de rebeldía contestataria, pero también el lugar donde multitud de combatientes por la libertad fueron represaliados por las alargadas garras del régimen. En cierta ocasión Pierre, un amigo francés de mis padres, me había enviado un *foie-gras* de un kilo en agradecimiento por haberle dicho que cantaba *La Metecque* mejor que George Moustaki. Pierre era una de las personas más cercanas a mi familia, y todo un personaje del siglo XX. Había acabado el bachillerato con tan sólo quince años —el bachiller más precoz de la historia gala—. Durante la segunda guerra mundial, mientras colaboraba con la resistencia francesa, se las había ingeniado para estudiar tres carreras: Física, Empresariales y Derecho. Era guapo, tipo *playboy* de los años setenta (se parecía a Ronald Reagan), y cantaba bastante bien, incluso había grabado algunos discos de clásicos franceses con la orquesta de la Ópera de París. Cuando después de una de sus habituales demostraciones le dije lo bien que cantaba, se quedó tan complacido que en cuanto volvió a París compró en La Grand Épicière un *foie-gras* que me envió junto con una carta muy cariñosa. Mi madre me explicó que el contenido de aquel paquete era algo muy bueno y que nos lo comeríamos todos juntos cuando yo adelgazase un poco más. A la tierna edad de diez años me sentía flotar pensando en la proximidad de aquella fecha feliz. Cada día le preguntaba a mi madre por la ocasión en la que abriríamos el misterioso paquete y ella siempre me daba la misma respuesta encorsetada:

—Cuando pierdas dos kilos más.

Pronto el *foie-gras* se convirtió en algo totémico, inalcanzable y divino, simbolizaba el placer y la libertad, y me comprometí a respetar su condición sagrada durante cierto tiempo.

Había bajado bastante peso cuando un día aciago y tenso decidí introducirme sigilosamente en la cámara frigorífica. Hurgando entre los papeles de plata, en busca de algún filete que hubiese sobrado de la comida, di por casualidad con el «dichoso» (en ambos sentidos) *foie-gras*. Estaba dentro de una lata alargada con la tapa abierta, prietamente envasado al vacío y envuelto en plástico. Era marrón. Parecía un ladrillo o, mejor dicho, dos tejas amorfas, potentes y carnales. Lo contemplé con arrobo. Pierre me lo había regalado. Me pertenecía. Mi madre no tenía derecho a expropiármelo. Decidí abrirlo para descubrir lo sensacional de aquel alimento tan precioso. Algo maravilloso debía contener para que mi madre lo quisiese reservar para una ocasión excepcional.

Fui a por un cuchillo para rasgar el envoltorio. Casi con la reverencia y fe del devoto me metí una fragante lámina en la boca. Me fascinó. El *foie-gras* tiene un sabor profundamente sensual y gozoso, una pastosidad sólida al paladar. Sólo los franceses podrían haber descubierto que el martirio y la tortura de los palmípedos producen semejante milagro gastronómico. Un estallido de sensaciones. Comer *foie-gras* es como volver al campo, a los instintos atávicos. Pura voluptuosidad. Es fantástico y —odio esta palabra— delicioso.

Lo comencé a comer paladeándolo con reverencia, precaución y miedo. Después, rotos los tabúes, lo devoré con verdadera ansiedad. ¡Fuera la coliflor y el repollo! ¡Abajo los jerarcas del régimen! ¡Queremos la cabeza de María Antonieta! En menos de un cuarto de hora me había metido el *foie-gras* entero entre pecho y espalda. Un kilo de delicioso hígado enfermo. Sin pan, por supuesto, ya que no quería transgredir de forma tan flagrante las normas del régimen.

Por desgracia mi pequeña insurrección fue sofocada rápidamente. Mi cuerpo, el pueblo, al que yo creía mi fiel e incondicional aliado, me abandonó. De repente, en pleno frenesí revolucionario, sentí una horrible punzada en el estómago. Al momento, me encontré tumbada en el suelo helado de la cámara frigorífica. Mis gemidos agonizantes, debidamente coreados por los aullidos de *Buga*, que me había acompañado para aprovecharse de los despojos de la rebelión, hicieron que mi madre apareciese imponente y furibunda, como una amazona sedienta de sangre. Me descubrió en el suelo, en posición de decúbito supino, retorciéndome sin ningún tipo de dignidad.

Doña Emilia primero se asustó. En casa tengo cierta fama de tremendista y dramática, y no es de extrañar. Unos años antes había estado a punto de morir cuando, en un intento de atajar el camino hacia la santidad, me había intoxicado bebiendo agua bendita de la iglesia del pueblo. Desde entonces mi familia empezó a plantearse si estaba un poco perturbada.

Mi madre, por supuesto, pensó que me había tomado una caja de somníferos para suicidarme y empezó a gritarme y a regañarme por pretender matarme. Yo, contestataria pese al terrible dolor, le dije que no, que no era verdad. Primero, porque no tenía ningún motivo. Segundo, porque como no me suicidase con sacarina... A duras penas pude señalarle los restos del *foie-gras*. O, mejor dicho, las pruebas del crimen: aquel plástico arrugado y marrón. Primero me dio un tortazo.

—¡Tonta! ¡Vaya susto!

Después me arrastró fuera de la cámara, cogió un bote de bicarbonato y me echó aquellos polvos blancos directamente en la cara, como si me estuviese sazonando para un sacrificio caníbal. Noté una extraña sensación de ahogo. Mi boca se había transformado en un volcán de efervescente espuma blanca.

—Así no tendrás acidez. ¡Para que no te vuelvas a atracar a escondidas!

Parecía que tenía la rabia. Era una poseída del Nuevo Testamento. Me retorcía, tosía, lloriqueaba y gemía, tratando de ganar así cierta indulgencia, pero fue en vano. Mi sufrimiento no lograba ablandar el duro corazón de mi madre.

—Nunca más volveré a comer... Te lo prometo, Mamao —me gusta llamarla así en recuerdo del tirano chino—. ¡Ayúdame...! Me muero.

—Más te vale. Con lo bien que te estaba sentando el régimen...

En la historia dietética, este esquema del régimen (implantación, resultados engañosos y revolución con venganza) se repite hasta la saciedad. La implantación de una dieta supone estar en guerra constante con los propios deseos, la vida y los instintos. Después de este incidente mis padres decidieron instaurar el toque de queda. Cerraron la cocina y pusieron un candado a la despensa.

«La implantación de una dieta supone estar en guerra constante con los propios deseos, la vida y los instintos».

En la casa familiar se respiraba una tensión sólida, de hormigón soviético y ambiente prebélico, una paz armada, pero yo no era la única represaliada. Mis hermanos, que ya contaban con casi veinte años, también se encontraban sometidos a aquel terror jacobino constante.

Altivos y orgullosos de cara al exterior, vivían con el temor a los juicios sumarios internos que se iniciaban con una orden de mi madre, «¡¡A pesarse!!», y concluían con la imposición de duras condenas. También Mariana, que, llena de ilusión, se había sumado devotamente a la disciplina del partido, empezó a darse cuenta de las terribles consecuencias de pertenecer a nuestra facción:

—¡Mariana, no huyas! A ver, ¿cuánto pesas? —la interrogaba mi madre cada vez que la sorprendía en las cercanías del santuario donde guardaba la báscula.

Por mi parte, desarrollé un intenso pavor a pesarme, una fobia que se acentuaría en el colegio, cuando nos obligaban a subirnos a la báscula delante del resto de la clase. Mis hermanos y yo teníamos verdadero pavor a mi madre. Regía las comidas, las cenas y el contenido de la nevera; durante muchos años en la de nuestra casa de Madrid sólo había latas de bebidas *light*, una botella de champán y unas lonchas fosilizadas de jamón de York.

Pero nosotros, rebeldes, ansiábamos la libertad. Cada vez que mis padres se iban de viaje o simplemente salían de casa, aunque sólo fuese durante unas horas, aprovechábamos para sublevarnos contra el régimen. La insurrección comenzaba con una tímida propuesta, que primero era silenciada por el resto de conspiradores, aparentando, hipócritamente, escandalizarse. Después la iniciativa iba ganando adeptos. Por lo general, preferíamos atacar directamente las reservas secretas de chocolate y pastas que mi madre guardaba celosamente. También, aunque muy pocas veces, nos decantábamos por ir a un McDonald's o un Burger King, la meca de las transgresiones alimenticias norteamericanas para nuestros progenitores. Una puntualización: en toda mi vida no he comido más de diez veces en este tipo de establecimientos, lo que demuestra que la comida rápida no es la única responsable de la obesidad mundial.

La casa del campo también era escenario de revueltas. Allí nos uníamos a los guisos del personal desdeñando el obligado *tripollo* (repollo más pollo) diario. Cuando mis padres volvían a casa, nos encontraban fatigados y ahítos, pero satisfechos de nuestra valentía. Vivíamos en la clandestinidad. Comíamos tanto a escondidas... Éramos héroes. Mi hermano Juan siempre cuenta que solía encontrar en los cajones de la cocina sándwiches con un único mordisco semicircular. Según él, eran los que, temerosa de ser sorprendida comiendo, escondía yo cada vez que escuchaba los inconfundibles pasos de mi madre acercándose a la cocina. Juan solía comerse los fósiles de mis sándwiches abandonados.

Pero Doña Emilia guardaba un terrible secreto. Pese a proclamarse centinela del régimen, era una de sus principales traidoras.

En su cuerpo se libraba una cruenta batalla interna entre la fidelidad al régimen y la pasión por comer, un antagonismo perenne. Cuando no podía controlar algún acontecimiento, aunque no le incumbiese, en su cuerpo y en su mente estallaba una revolución. Entonces, su ansiedad era tal que se atracaba de bombones y pastas alemanas. Cuando murió mi abuela, se puso tan nerviosa que durante el desplazamiento del cortejo fúnebre hacia Rota ordenó parar en un bar de carretera de Écija. Le había entrado una sensación de oquedad existencial que sólo podía llenar con molletes de jamón y carne mechada. Así que paramos, bajamos a la abuela en su caja de pino y, ante la estupefacción del resto de comensales del restaurante, nos sentamos a comer. Mi enlutada y llorosa madre se comió cuatro molletes de jamón y dos cuencos de un salmorejo tan sólido que la cuchara no se hundía sino que flotaba.

Para nosotros la comida no era el combustible del cuerpo, ni siquiera la considerábamos un placer. En nuestras fantasías en común, en lugar de imaginar lo que haríamos si nos tocase la lotería, nos gustaba soñar despiertos con todo lo que comeríamos si existiese la pastilla que impidiese engordar. Mi familia pensaba que la comida era algo inalcanzable. La teníamos tan divinizada, tan prohibida que cualquier alimento, por muy repugnante que fuese, nos parecía un manjar. Así que, cuando podíamos comer, nos atracábamos hasta reventar. Sin límites, sin ley. Pura anarquía dietética. La comida prohibida, además, tenía tal atractivo que era imposible no desearla con angustia y ansiedad. Era tan lejana, tan inalcanzable... Y, pese a todos los sufrimientos, torturas e imposiciones, mi familia seguía gozando con ese enemigo común.

> «En nuestras fantasías en común, en lugar de imaginar lo que haríamos si nos tocase la lotería, nos gustaba soñar despiertos con todo lo que comeríamos si existiese la pastilla que impidiese engordar».

Para adelgazar es fundamental averiguar qué significa la comida para uno mismo. ¿Es simplemente un placer o tiene algún tipo de connotación emocional? En nuestro camino hacia la libertad la desmitificación (de la comida) constituye un paso fundamental.

La dictadura de la opinión pública

Cierto día, rebuscando entre los papeles viejos de mis tías solteras, encontré un estrambótico e hilarante libro sobre el ideal de belleza femenino. Las dos primas de mi abuela eran la encarnación de la protagonista de *Doña Rosita la soltera* de Lorca, pero, en lugar de residir en Granada, lo hacían en El Puerto de Santa María. Eran muy presumidas y frívolas. Habían nacido antes de la implantación del documento nacional de identidad y de su correspondencia con la partida de nacimiento, así que aprovechaban cada renovación de carné para quitarse años; decían ser más jóvenes que mi madre, cuando en realidad eran contemporáneas de mi abuela.

El libro que encontré en su casa se titula *¿Quiere usted ser bella y tener salud?* Obra de la prolífica escritora Colombine, pseudónimo de Carmen de Burgos, fue editado en 1917 y no sólo habla de tratamientos para «ser bella y tener salud», sino que además realiza un exhaustivo estudio sobre los diferentes conceptos de la belleza femenina. Pese a que se suele ensalzar a De Burgos como insigne progresista, adelantada a su tiempo, lo cierto es que sus textos sobre belleza y mujeres presentan una mentalidad, si no surrealista, bastante retrógrada: «(...) La delicada parisién se desfigura el talle bajo la presión del corsé, y la hotentota se agranda y alarga la nariz y los pechos con los mismos deseos de parecer hermosa. Los lapones y los esquimales hallan bellos los ojos chiquitines, los mongoles aplastan a sus hijos la nariz en el momento de nacer (...). Los yagos que no se arrancan los dos colmillos son considerados de tan gran fealdad y no hallan con quién casarse (...)».

También realiza un interesante repaso sobre cómo debe ser la mujer occidental y presenta hasta los más pequeños detalles: «La oreja tiene gran importancia en el contorno armónico de la cabeza;

se necesita que no sea en exceso pequeña ni demasiado grande; el pabellón debe ser uniforme, pues nos parece fea una oreja plana, y, por último, debe tener un color sonrosado».

Asimismo, recomienda la preparación de exóticas cremas con ingredientes como esperma de ballena, tuétano de vaca y belladona, que por entonces debían de ser muy populares y fáciles de encontrar en las farmacias españolas.

Otra de sus recomendaciones es la de mantener una piel limpia y sin pelo, pese a que «el vello que recubre los brazos es signo de fuerza y debería verse con agrado». Sin embargo, tras esta aclaración, prosigue su magistral ensayo aconsejando fórmulas que incluyen lejía y cal viva, aunque, advierte muy ufana, que «son todas peligrosas y pueden producir la muerte». También habla de dietas drásticas y brutales, recomendando, por supuesto, precaución.

Todo ello resulta paradójico, pues esta autora simboliza el posicionamiento de muchas figuras públicas frente a la opresión de los regímenes totalitarios, incluido el dietético. Mientras De Burgos firmaba por el derecho al voto de las mujeres y clamaba por la libertad y la instauración de la II República en España, seguía animando a sus lectoras a hacer cualquier tipo de barbaridad en pos de la belleza. No obstante, posiblemente sus consejos estéticos fuesen tan sólo producto de los tiempos en los que le tocó vivir.

La misma actitud paradójica e hipócrita la encontramos en la actualidad cuando los periodistas (presentadoras, modelos arrepentidas, intelectuales aparentemente sin complejos, etc.) se rasgan las vestiduras dando la voz de alarma sobre el auge de trastornos alimenticios en la sociedad. Cada día se publican cientos de artículos y se emiten reportajes denunciando el aumento de enfermedades como la anorexia o la bulimia. Sin embargo, esas mismas publicaciones y televisiones siguen presentando en sus reportajes y anuncios publicitarios modelos enfermizas y de aspecto tuberculoso. Legislar y prohibir este tipo de anuncios, tal y como pretenden los partidos políticos, puede considerarse una medida tosca que atente contra la libertad. Que el mundo de los grandes diseñadores elija mujeres esqueléticas para lucir sus diseños sólo es una prueba de la falta de pericia en su oficio: no son capaces de hacer ropa favorecedora para cualquier mujer.

Los medios de comunicación actuales son los Joseph Goebbels de la dictadura dietética, pero, en lugar de adoctrinarnos sobre la supuesta perfección de los rasgos físicos de los arios, nos muestran los cánones de belleza objetiva (90-60-90) que debe tener cualquier mujer que quiera aspirar a algo en la vida. Lo demás es despreciable y risible. Lo más patético es cuando puntualmente, cada año, los medios de comunicación expían su conciencia congratulándose por haber informado sobre el certamen de Miss Gorda sin Complejos. La gordura se considera una lacra social. Y no me refiero a la obesidad mórbida, enfermedad que debe ser tratada clínicamente, sino a esos cinco o seis kilos que les sobran a algunas personas, como me sucedía a mí.

Al igual que en el ámbito político, los medios, a través no sólo de la publicidad, sino también de series, películas..., tienden a difundir una imagen de la sociedad que no se corresponde con la realidad. La belleza hace tiempo que dejó de ser subjetiva. Para los medios de comunicación, la sociedad, aparte de joven, es muy delgada. Las personas gordas —de nuevo me refiero a quienes les sobran algunos kilos— no existen. No venden. Esa imagen deja fuera a la mitad de la sociedad. Se trata de una sensación parecida a la que se experimenta cuando se sigue un medio de comunicación adscrito a una ideología y da la impresión de que sólo existen los votantes de una facción. Pero esto es una dictadura y el régimen dietético, un totalitarismo que no permite bandos ni cuestionamientos doctrinales. La dictadura es total y la muerte mediática de una parte de la sociedad produce una terrible frustración.

Desde mi niñez, los medios me han bombardeado con este mensaje de exclusión. Como el resto de mi familia, acabé por creer en la necesidad de implantar en mi cuerpo un régimen totalitario. Los medios y el entorno grabaron a fuego en mi conciencia que la delgadez es sinónimo de éxito, triunfo y estatus social. Delgados son los que consumen. Delgados, los que se casan. Flacos, los que vencen. Lacios y desvaídos, los que más dinero ganan —actualmente los índices más altos de obesidad se dan en las economías familiares de menor poder adquisitivo—. Me dejé vencer. Decidí someterme a las duras premisas del régimen. A los trece años decidí por primera vez ponerme oficialmente a dieta. A los trece años empecé a engordar desmesuradamente.

«Los medios y el entorno grabaron a fuego en mi conciencia que la delgadez es sinónimo de éxito, triunfo y estatus social».

45

II.
MI ODISEA DIETÉTICA
E IDEOLÓGICA

El régimen teocrático: la divinización del hambre

En un principio el hombre pensó que no comer sería la forma más lógica de adelgazar. A los regímenes muy restrictivos los denominaré *autoritarios* o *totalitarios*. La primera y más antigua variante de este tipo de dieta es la teocracia. En los regímenes autoritarios se diviniza la comida, o, mejor dicho, en el caso de la teocracia dietética, la no comida. En la actualidad, la mayoría de estos regímenes están desacreditados, no sólo porque son perjudiciales para la salud, sino también por el llamado *efecto rebote*. Cuando un sujeto se adhiere al régimen teocrático, adelgaza rápida y efectivamente, pero en cuanto viola las reglas, engorda a marchas forzadas. Y, como todos sabemos, no hay nada más extremista que un ex militante rebotado.

«En los regímenes autoritarios se diviniza la comida, o, mejor dicho, en el caso de la teocracia dietética, la no comida».

En los totalitarismos, tanto políticos como dietéticos, siempre se diviniza algún elemento: en el nacionalsocialismo, el comunismo o el fascismo, las clases, el Estado, la nación, el pueblo...; en las monarquías, a los reyes. La teocracia dietética diviniza el hambre, es decir, está basada en la exaltación del escaso aporte calórico de los alimentos permitidos y en la limitación de las cantidades ingeridas. Los totalitarismos también se caracterizan por su carácter drástico y porque, en su nombre, se han sacrificado numerosas víctimas.

La última peculiaridad de estas dietas es el culto a la personalidad que fomentan entre sus seguidores los médicos que las imponen. Para el paciente, el autoritario nutricionista es intocable, incuestionable y absoluto. Además, estos ideólogos suelen cobrar un alto precio, monetario y personal, por compartir su ideología. En varias ocasiones, me he encontrado en la ridícula situación de pagar una consulta de sesenta euros (diez mil pesetas de entonces) para que me dijesen una obviedad: adelgazaría comiendo pescado hervido, pechuga de pollo a la plancha, lechuga sin aliñar y manzana asada.

Además, estas dietas tienden a crear mártires y místicos. Yo pasaba tanta hambre que en ocasiones me parecía tener visiones. La necesidad de comer me provocaba una especie de vigilia, de ensoñación, de duermevela alucinógena que me hacía tener elaboradas fantasías, que incluían desde jamones alados y rubicundos hasta exuberantes bodegones flamencos animados.

«Yo pasaba tanta hambre que en ocasiones me parecía tener visiones».

Como en todos los totalitarismos, régimen y vida se confunden. El uno condiciona a la otra. El hombre sometido a la teocracia dietética no hace nada que no le permita mantenerse dentro de la estricta ley que marca la dieta. Los seguidores fervientes de la teocracia dietética se doblegan a todos sus mandatos y realizan cualquier sacrificio para cumplir los requerimientos de un régimen casi mesiánico. Si alguna vez ha visto en televisión la celebración de la Pasión en Filipinas o la conmemoración de la Ashura de los chiítas y recuerda a los fieles fustigándose e incluso crucificándose, me comprenderá.

El primer régimen autoritario al que me sometí era de carácter teocrático. La doctora Sacristán proponía una dieta con la que, según se decía, se podía adelgazar hasta siete kilos en un mes. Por supuesto, en seguida se puso de moda en Madrid. En todas las capitales del mundo, al igual que se encumbran discotecas, clubes y restaurantes, se decide qué ropa pasa de temporada y qué distritos inmobiliarios suben de precio, los médicos nutricionistas también viven su momento de gloria, que alcanza su cenit cuando acuden a sus consultas famosas de postín. Luego llegan las vacaciones y, tras haber engordado por los excesos estivales, todos se olvidan de ese médico, porque han oído hablar de otro nutricionista infalible, con el que —esta vez sí— ya no se recupera el peso perdido.

Cuando fui a la consulta de la doctora Sacristán tenía trece años, pero, pese a mi corta edad, fue una decisión consciente y meditada. La doctora era la típica cincuentona delgada y seca. No era precisamente simpática, sino más bien cruel y bastante despiadada. Se notaba que odiaba haber envejecido y, en consecuencia, detestaba a quienes, temporalmente, disfrutaban de la preciosa juventud. Mi imaginario político la solía identificar con las guardias de los campos de concentración nazis. Y mi incipiente cultura sexual, más jocosa que la política y que empezaba a acumular conceptos exóticos, se divertía imaginándola en su vida conyugal ataviada con un irrisorio mono de cuero, holgado y gris de puro pasado. Extremadamente flaca y consumida.

El régimen que la doctora Sacristán instauró sobre mi cuerpo era insufrible. Si se seguía a rajatabla, realmente era imposible no adelgazar, pero hacerlo era como renunciar a respirar, a la vida. La cartilla de racionamiento rozaba el ayuno draconiano, pero el éxito del régimen así lo exigía.

Desayuno: café con sacarina y una manzana asada.
A media mañana (lo peor es que aquí me hacía ilusiones): infusión de manzanilla o poleo con sacarina.
Comida: 125 g de pescado hervido y lechuga sin aceite.
Merienda: infusión de tila con sacarina.
Cena: un huevo pasado por agua y una infusión al gusto con sacarina.
Advertencia: beber más de 2 litros de agua al día.

Huelga decir que, por supuesto, en una semana adelgacé una barbaridad. Sin embargo, sufrí multitud de efectos secundarios. Estaba permanentemente hambrienta, nerviosa, irascible. Pronto empecé a sentirme tan mística como san Juan de la Cruz, pero, en lugar de visionar metafóricos ciervos, imaginaba simplemente los mismos lomos cérvidos cocinados con salsas y arroces...

Si le impresionan los actos de autoflagelación de chiítas y filipinos, le puedo decir que mi humilde persona, en el racionalista y civilizado Occidente, también se martirizaba y flagelaba clamando creer en el régimen de la doctora Sacristán. Me había convertido en una integrista fanática. Cada semana, además de los sesenta euros de rigor por la consulta, a modo de diezmo, pagaba otros tantos por una sesión de mesoterapia. El tratamiento consiste en la infiltración de ciertos compuestos químicos que ayudan a deshacer la grasa de forma localizada. La aguja de cada inyección, en teoría, apenas traspasa la piel, pero en realidad duele muchísimo. Cada sesión de mesoterapia era un auténtico martirio, pero la verdugo siempre concedía un último deseo al condenado.

—No te preocupes, es prácticamente indoloro —me mentía la Sacristán al ver mi rictus de terror cuando aparecía con las jeringas desenfundadas.

—Ah, bueno, entonces fenomenal —contestaba yo desde el conformismo titubeante de la adolescencia.

—Perfecto. Entonces procedamos a la infiltración —decía siempre con gran profesionalidad.

Al recibir el primer picotazo, eufemismo inventado por mi madre para referirse a la mesoterapia, empezaba a resoplar de dolor.

—¡Ay, joder! Perdone, doctora Sacristán, pero yo creo que sí duele —le suplicaba yo, respetuosa, con los ojos llenos de lágrimas y temblando de agonía.

—¡Sí, anda, con lo robusta que tú estás...! Seguro que aguantas.

Como he pasado gran parte de mi vida en el campo, sé bien que términos como *robusta*, *fuertota* y *hermosa* significan gorda. No quería que me dijese más veces que estaba robusta, así que finalmente decidí someterme.

El segundo efecto del régimen teocrático fue psicológico. Me había convertido en una fanática —me atrevería a decir casi suicida— que vivía por y para cumplir las exigencias de la doctora Sacristán. Renuncié a hacer la vida normal de una niña de trece años. No quería salir. No podía hacer deporte ni jugar, porque cualquier actividad física me resultaba demasiado fatigante, así que me quedaba enclaustrada en casa. Cansada, sin fuerzas y con menos carnes, pero mucho más fofas y melifluas. Para una niña de mi edad suponía un esfuerzo muy duro privarse de muchas de las cosas buenas de la infancia: las meriendas, las gominolas, el regaliz rojo... El mundo exterior me incitaba constantemente a caer en las tentaciones culinarias. Además, como buena integrista, mi sentido del humor desapareció. Estaba permanentemente crispada. La única ironía que me permití durante el corto periodo que duró mi adhesión al régimen de la Sacristán fue imaginarme la música del cambio de tercio de banderillas en los toros cuando la doctora procedía a la maldita mesoterapia.

Pasado cierto tiempo, mi permanente estado asténico hizo que comenzase a cuestionarme los efectos del régimen y la habilidad (o infalibilidad) de la doctora Sacristán. ¿Realmente aquel martirio mesoterápico podía deshacer la grasa? Seguramente sí, pero no era lo único que se deshacía. La nación era lo que realmente se estaba desintegrando. Aparte del dolor causado por las banderillas durante la sesión, después mi cuerpo se veía asolado por antiestéticos hematomas justo donde la doctora había inyectado. Yo no usaba cilicios ni me autoflagelaba, pero por perder unos kilos era capaz de dejarme clavar aquellas diminutas y dolorosísimas agujas sin ni siquiera preguntarme si merecía la pena o no el sacrificio.

El tormento físico no terminó ahí. En cierta ocasión, tratando de huir inconscientemente de la implacable doctora y sus cruentas agujas, me caí de la camilla (un potro de tortura para la ocasión) y me disloqué un hombro, aunque lo más indignante del incidente fue el profundo regocijo con el que me recibió la doctora cuando, a la semana siguiente, nuevamente en su consulta, aparecí con un aparatoso vendaje que me impedía utilizar la mano derecha.

—¡Fantástico! Así te costará más trabajo comer —me espetó ante mi incredulidad y asombro.

Dejé el régimen por miedo. Transcurridas las tres primeras semanas en las que por puro choque perdí casi cuatro kilos, me di cuenta de que en los quince días siguientes tan sólo había adelgazado trescientos gramos. Me desmoralicé. Ya no me compensaba que mi vida social dependiese de los designios del régimen, y no poder merendar con mis amigas. Envidiaba a las que comían bocadillos en el recreo, añoraba los fluorescentes caramelos de los cumpleaños... Mi cuestionamiento sobre el carácter divino del régimen teocrático fue el motivo de su desmoronamiento. La constatación de los terribles sufrimientos y pérdidas personales sobre los que se sustentaba el éxito de la dieta provocó la revolución de mi cuerpo.

«Un día, después de pesarme, comprobé que, a pesar de todos los esfuerzos y sacrificios, apenas había adelgazado doscientos gramos».

Un día, después de pesarme, comprobé que, a pesar de todos los esfuerzos y sacrificios, apenas había adelgazado doscientos gramos. Salí desmoralizada de la consulta y sin pensarlo dos veces entré en un bar. Estaba decepcionada. Era una militante rebotada. Apenas llegaba a la altura de la barra, pero pedí un pincho de tortilla de patatas. Éxtasis es poco; el paraíso, mejor: eso fue lo que sentí. Me limpié las manos en una servilleta y la maravillosa textura aceitosa de la tortilla dejó translúcido el papel estrellado. Me subí la cintura de la falda del uniforme y metí la tripa plagada de moratones mesoterápicos tratando de ocultar los estragos de aquella traición. Me fui a casa feliz con mi pequeña herejía. Había probado el alimento prohibido, el fruto del árbol de la ciencia, y el castigo divino de la doctora Sacristán no me había alcanzado. Aquella semana cometí numerosos sacrilegios. Transgredí todas las normas del régimen teocrático, abandoné mi condición de eremita e hice una vida normal. Fui muy feliz hasta que me pesé, pensando en la vuelta al recinto sagrado de la suma sacerdotisa del régimen teocrático. Había engordado todo lo que había adelgazado hasta entonces. No había duda. Aquella cruel mujer descubriría cuán hereje e infiel había sido y me condenaría por apostasía. Anatematizada, me imaginé horribles tormentos. Agujas más veloces que la luz. Privaciones y confinamientos sin fin. Antipatías, crueldades y sarcasmos. Sacarina, infusiones y, por supuesto, mucha agua. No, no podía permitirlo. Cogí la agenda de mi madre y llamé a la consulta de la doctora Sacristán. Dije que no podría acudir a la cita y que iría la semana siguiente. Erróneamente pensaba que en ese tiempo podría purificar mi cuerpo mediante tremendos sacrificios, y que así la doctora Sacristán no se percataría de lo ocurrido. Pero no lo hice. Tampoco fui la semana siguiente, ni la otra... Nunca volvería a ver las paredes blancas, ni olería el alcohol de desinfectar las agujas, pero tampoco sentiría mi estómago anudado al subirme a la báscula, ni el terror patibulario a vivir.

«La mayoría de los desengaños, disidencias y abandonos de los regímenes se producen así, sin previo aviso... Primero llega la decepción ideológica y dietética, después se deja de acudir a la consulta y lentamente se vuelve a engordar lo adelgazado».

No me arrepentí por renegar de mis creencias de esta forma cobarde. La mayoría de los desengaños, disidencias y abandonos de los regímenes se producen así, sin previo aviso... Primero llega la decepción ideológica y dietética, después se deja de acudir a la consulta y lentamente se vuelve a engordar lo adelgazado. Sin embargo, el nombre de los desertores y traidores de la causa queda registrado en una lista negra de disidentes y empecedores. Una vez al año se recibe una carta de la clínica anunciando nuevas ofertas y tratamientos dietéticos, en definitiva ofreciendo la misma infalibilidad que garantizaba el régimen por el que se dejó de disfrutar de la vida. Nunca más volví a ver a la doctora Sacristán. Luego supe que en el edificio donde estaba su consulta se había instalado una checa durante la guerra civil. No podía ser una coincidencia. Los inquilinos imprimen carácter a los edificios.

Los taifas dietéticos: sucesión de dietas estrafalarias de corta duración

Tras la pérdida de mi fe en el régimen teocrático, sentí la necesidad de vivir —y comer— todo aquello de lo que la doctora Sacristán me había privado. Estaba enfadada con el régimen, decepcionada con el sistema y conmigo misma. Necesitaba engullir, tragar, comer. Las revoluciones se sucedieron. La anarquía dietética se había apoderado de mi cuerpo y durante algún tiempo estuve a merced de los elementos y los atracones. No es que abandonase mis propósitos dietéticos, sino que en cada intento de imponer cierto orden alimenticio la nación, mi cuerpo, se rebelaba. Entonces se producían los ataques compulsivos a la nevera.

«La anarquía dietética se había apoderado de mi cuerpo y durante algún tiempo estuve a merced de los elementos y los atracones».

A los diferentes regímenes que se sucedieron durante este breve periodo de tiempo los denominaré *taifas dietéticos*. Presentan dos características principales: la primera es que generalmente nos los recomienda un conocido (o una revista) y la segunda, su brevedad. Normalmente, estas dietas son tan absurdas que la decepción suele llegar inmediatamente después de su imposición en el gobierno del cuerpo.

Como en cualquier lucha política, existen diferentes facciones: los conservadores y los progresistas. Los primeros siguen las dietas más duras y rígidas. Pura austeridad alimenticia. Comen tan sólo ensaladas, verduras y pescado hervido sin aliños, ni frivolidades. Los progresistas, por su parte, prefieren adoptar cualquier novedad o superchería, por muy estrafalarias que sean, antes de hacer el esfuerzo que supone privarse de cualquier alimento.

En mi familia, sin embargo, éramos volubles tránsfugas que pasábamos, sin ningún tipo de complejos, de una facción a otra. Algunas veces nos levantábamos con el firme propósito de morirnos de hambre y al día siguiente, con cualquier excusa —y el doble de ansiedad— decapitábamos el régimen para implantarlo de nuevo dos días después, al comprobar los terribles estragos (el kilo engordado y los pantalones que no subían) que la revolución había causado en nuestro cuerpo.

Así empezamos a confiar en regímenes tan estrafalarios como el del doctor Xian, un chino que mirando el iris de sus pacientes dictaminaba qué alimentos les engordaban. A mí me dijo que me engordaban la menta y el huevo hilado.

> «(...) empezamos a confiar en regímenes tan estrafalarios como el del doctor Xian, un chino que mirando el iris de sus pacientes dictaminaba qué alimentos les engordaban».

—Pero, doctor, ¡si en mi vida he comido nada de eso!

Otra dieta sospechosa era la de comer sólo alimentos amarillos; el pobre iluso que me la recomendó no sabía que existía el colorante alimenticio...

En ocasiones la desesperación también nos llevó a realizar actos totalmente absurdos para conseguir nuestro anhelado objetivo: estar delgados. Estos son sólo otros ejemplos de regímenes que, por inspiración propia o consejo ajeno, traté de seguir, sin obtener ningún resultado, por supuesto.

1. Ingerir diez granos de café antes de cada comida.

Este fue uno de los primeros regímenes absurdos que intenté. El supuesto principio activo de tal mamarrachada —aunque imaginativa, debo reconocerlo— eran las propiedades excitantes del café. Me compré un saquito lleno de granos de café que acarreaba en mi mochila del colegio y los masticaba imbuida de una fe casi mística. ¿Paliativo del hambre? Me ponía tan nerviosa que aumentaba mis ansias de comer. Como ya he dicho, la ansiedad es un factor determinante en la obesidad. Lo único que conseguí fue padecer insomnio y que se me rompiese la esquina de un diente.

2. Comer con palillos.

Lo intenté a los diez años para tratar de comer menos. Si se tarda más tiempo en comer la *misma cantidad* de alimento, se incrementa la sensación de saciedad. Como buena ansiosa, suelo comer a velocidades astronómicas. Teórica y utópicamente debemos masticar hasta treinta veces cada bocado antes de tragarlo. Como me veía incapaz de hacerlo, decidí que comería más despacio con palillos. Al principio mi plan pareció funcionar, sin embargo, en apenas unos días había alcanzado tal maestría con aquellos utensilios orientales que era capaz de tomar gazpacho (sin picadillo de huevo y jamón) con ellos, y acabé comiendo a la misma velocidad que con cuchillo y tenedor. Por otra parte, para paliar mi ansiedad, me dedicaba a mordisquear los palillos (algo que sigo haciendo con todos los bolígrafos que caen en mi poder), así que mi madre, al comprobar que estaban astillados, decidió tirarlos. Adiós, ínfulas orientales.

3. El régimen de Elizabeth Taylor, según la maledicente leyenda, pero un poco menos refinado.

Coloqué unos *post-its* en la nevera llamándome gorda. La teoría se sustentaba en la coacción del visitante a la nevera, pero, como a veces pasa con la ONU, las palabras no funcionan como argumento de disuasión y se acaban viendo los *post-its* como un adorno del frigorífico. Mis hermanos, además, escribían cosas horribles (por ejemplo, «¡Guarra, no comas!»), con lo que la motivación desaparecía para convertirse en algo cómico, ridículo y, por tanto, poco efectivo.

Como cualquier régimen políticamente inestable, confiábamos nuestros destinos a la credulidad del cuerpo-nación en la magia y la superstición. Comprábamos aparatos casi alquímicos que nos prometían convertir la grasa de los abdominales en piedra. Recuerdo perfectamente lo que supuso el auge de la gimnasia pasiva de *TeleTienda* para nuestra economía familiar: inversiones totalmente despilfarradas. Tras los *abdominators* y *siluet forms*, todos ellos adquiridos por diferentes miembros de mi familia, llegaron a España los aparatos de gimnasia pasiva. Solían anunciarse de madrugada, cuando los insomnes patológicos como yo tenemos la voluntad totalmente permeable y quebrada. Esta estrategia no tiene nada de novedoso. En el gulag soviético, para arrancar confesiones falsas a los prisioneros políticos, se les solía torturar durante la noche.

«Comprábamos aparatos casi alquímicos que prometían convertir la grasa de los abdominales en piedra».

El principio de estos artilugios es producir una descarga para que, por reflejo, el músculo se contraiga e involuntariamente realice el ejercicio deseado. Los hay de distintas calidades, funciones y precios, pero normalmente todos contienen las palabras *slim*, *waist* y *fit* en su nombre. En los anuncios aparecían jóvenes en estupenda condición física realizando todo tipo de actividades mientras, según juraba con deleite y emoción el narrador, hacían «¡¡500 abdominales por minuto y sin ningún tipo de esfuerzo!!». En tan sólo un momento me armé de teléfono y tarjeta de crédito.

El viernes de aquella semana, después de la cena, toda la familia se reunió en torno a la mesa del comedor. Decidí que era el momento idóneo para mostrar mi último descubrimiento: el cinturón de gimnasia pasiva. Pensaba que se iban a morir de envidia..., pero pronto vi frustradas mis expectativas: aparte de mí, dos miembros más de la familia habían caído en la trampa publicitaria. Yo había comprado el cinturón más sencillo y barato; mi madre, el que anunciaba una famosa y ya madura *vedette*, que incluía muchos electrodos y unas larguísimas instrucciones en muchos idiomas menos en español; y mi hermano mayor, siempre veleidoso con Mariana, le había regalado uno tan completo que aumentaba los pechos. Empezamos a reír. No teníamos remedio...

Como si de un solemne acontecimiento familiar se tratase, decidimos que todos juntos, en comunión espiritual, probaríamos nuestros respectivos cinturones. Antes de poner en marcha los artilugios había que aplicarse un gel aislante, indicación que, por supuesto, impacientes por estrenar los cinturones milagrosos, olvidamos. Interruptor en *on*. Ruido de vibraciones y, de repente, calambrazos insufribles. No podía comprender cómo en tan doloroso trance los musculosos y las marujas siliconadas de los anuncios podían hacer todo tipo de menesteres, como limpiar cristales o llevar la contabilidad, con la sonrisa impertérrita, y sin inmutarse. Mi madre, que se lo había puesto en la rodilla, empezó a dar patadas reflejas mientras se desternillaba de risa. Mi hermano Carlos, testigo del atroz espectáculo, encendió los electrodos adheridos a los pechos de su novia (cubiertos por una camisa) con amorosa precaución. Esta en seguida comenzó a retorcerse como si fuese una acedía en la freidora, mientras sus dos atributos, convertidos en sendos flanes, vibraban al son de la poderosísima electricidad.

Por mi parte, yo sufría una especie de rígor mortis convulsivo. Incluso tenía náuseas. Decidí apagar el cinturón, pero, a pesar del alivio que sentí en ese momento, no pude mitigar una nueva sensación de fracaso. Siendo franca, debo admitir que sí percibí que mi cuerpo de algún modo se había ejercitado, pero, desde luego, aguantar los cinco minutos prescritos por el fabricante era una tarea ímproba, dolorosísima e insoportable. Tras varios intentos frustrados más, decidí que prefería volver a las abdominales tradicionales. Un propósito tan etéreo como vano. Animista, aún hoy cuando paso por el trastero no puedo evitar imaginar que ahí yace latente mi cinturón de gimnasia pasiva, mirándome con anhelo y espetándome para que lo desempolve. Como una caja de Pandora que espera ser abierta. Amenazando desencadenar la desgracia en forma de descarga eléctrica.

Durante algún tiempo renuncié a volver a la consulta de ningún médico nutricionista más. La dolorosísima experiencia con la Sacristán me había dejado decepcionada, descreída, rebotada. No estaba dispuesta a volver a sufrir privaciones, ansiedad o sentimientos de culpa. Sin embargo, quería ser delgada y cumplir mi verdadero objetivo en la vida: correr y saltar en biquini con mis carnes prietas petrificadas. Pero nada más lejano a mis anhelos: había vuelto a engordar. Los taifas dietéticos no habían podido imponer el orden que el pueblo reclamaba. Durante algún tiempo estuve engordando o adelgazando, pero nunca me mantenía estable. Sin embargo, la cercanía del inicio de las clases en la universidad hizo que pidiera a mi madre que me buscase otro médico nutricionista.

«(...) quería ser delgada y cumplir mi verdadero objetivo en la vida: correr y saltar en biquini con mis carnes prietas petrificadas».

Al comienzo de la década de los noventa se destaparon muchos de los escándalos de corrupción del gobierno de Felipe González. Si había algo que me fascinase cuando era niña era la corrupción. Me encantaba leer sobre escándalos financieros, saqueos de fondos reservados, comisiones ilegales e incluso terrorismo de Estado. Por supuesto, cuando me enteré de que una de las nutricionistas de moda se llamaba Roldán, le rogué a mi madre que me llevase a su consulta. Luis Roldán fue el corrupto director general de la Guardia Civil durante los años más desbarrados y tronchantes del felipismo. De este personaje sainetesco, muchos recordamos las fotos de sus orgías que se publicaron en los periódicos. Las participantes de aquella cutre bacanal, teñidas de rubio platino y con aspecto de haber nacido en el Pleistoceno, sonreían a la cámara posando desvergonzadamente y con cara de cachondeo corporal, mientras Roldán, embutido en un escueto e ibérico *slip* amarillento, ponía cara de sátiro vicioso, riendo desde la impunidad del poder. Era una escena tan cutre, tan propia de la España «del destape», que se quedó grabada a fuego en mi imaginario particular. Su huida del país y la posterior captura en Laos constituyen episodios tan asociados a mi adolescencia como la fiebre fanática por los cantantes de moda de la época.

Por eso, cuando acudí a la consulta de la doctora Roldán, lo hice con una mezcla de ilusión fanática y desconfianza. Su consulta era la menos lujosa de todas las que he visitado. Había dos salas de espera comunicadas que rodeaban un *hall*, donde se sentaba una recepcionista joven, trigueña y monísima. Aquella beldad rubia, bastante borde e impertinente, se encargaba de pesar a los pacientes según iban llegando a la consulta. Tenía la manía de decir el peso en voz alta, de manera que todo el mundo se enteraba de lo que pesabas, como si de una subasta de carne de Mercamadrid se tratara:

—¡Setenta kilos, seiscientos gramos!

En ese momento los pacientes dejaban de pasar la página de la revista del corazón de turno y observaban de reojo al sujeto humillado públicamente. Recuerdo a una señora mayor que increpó a la enfermera por decir su peso en alto y ésta, muy digna, replicó que así se motivaría de una vez por todas; a continuación, la estibadora frustrada volvió a decir en voz alta:

—¡Ochenta kilos!

Había otras pacientes que para pesar menos se desvestían hasta quedarse en ropa interior; de esta forma todos conocíamos su verdad cualitativa y cuantitativa. Ir a aquella consulta cada semana era como seguir un juicio televisado. Cada siete días, la doctora Roldán cambiaba la dieta a sus pacientes para averiguar exactamente qué les engordaba y qué no.

Debía acudir semanalmente para pesarme, por lo que acabé trabando cierta amistad con algunos de los pacientes que se citaban a la misma hora que yo. Nos felicitábamos mutuamente cuando perdíamos peso y, si engordábamos, nos dábamos el más sentido pésame (con acento, en ambos sentidos).

Seguramente la Roldán sea la mejor dietista a la que yo me haya sometido nunca. Adelgacé muchísimo y la dieta era relativamente fácil de seguir. Permitía comer dos rebanadas de un pan integral especial que ella misma vendía. Por supuesto, en seguida mi compulsiva madre compró cuarenta paquetes y los incluyó en nuestro repertorio diario de alimentos; mi padre incluso viajaba con un paquetito en la maleta. En la primera consulta la doctora Roldán te hacía un carné, como si de un partido político se tratase, en donde la enfermera escribía el peso de cada semana. Perdí siete kilos,

«Mantenerse delgada es casi tan duro como perder peso».

pero pronto empecé a temer que mi voluntad flaquease y volver a engordar. Estaba tan obsesionada que solía tener pesadillas en las que —horror— me saltaba el régimen.

Mantenerse delgada es casi tan duro como perder peso. La alegría me duró el tiempo que tardé en cansarme de mentir y decir en el colegio que todos los martes a las seis de la tarde iba al psiquiatra. Prefería decir que estaba loca a reconocer que quería adelgazar. Eso hubiese sido como confesar mi debilidad. ¡Incluso me daba vergüenza pedir Coca-Cola *light* delante de extraños! Fui víctima de mi propia inmadurez. Había llegado la rebeldía propia de la edad. Me divertía diciendo irreverencias y bobadas anticlericales (creía que la Roldán era muy religiosa). Primero comencé a ignorar el régimen y a hacer caso omiso de todas las reglas; compraba pasteles a escondidas y me atiborraba sin que mi madre sospechara nada. La doctora Roldán, al comprobar que había engordado, me preguntaba si me había saltado la dieta y yo respondía, muy ufana:

—Sí, me la he saltado. Comulgué el pasado domingo, y eso engorda, ¿no? Son hidratos...

Me encontraba en la típica edad tonta. Incluso quise hacerme un *piercing* en el ombligo; seguramente lo debía llevar alguna modelo o actriz famosa a la que quería imitar. Cuando lo propuse en casa, mi hermano Juan, tras mirarme de arriba abajo, me disuadió con un argumento irrefutable:

«Incluso quise hacerme un *piercing* en el ombligo (...). "Con esa tripa... ¿qué quieres parecer? ¿El final del lomo?"».

—Con esa tripa... ¿Qué quieres parecer? ¿El final del lomo?

Obviamente, ante el realismo —y la crueldad— de la imagen sugerida por mi hermano, la idea de perforarme el ombligo se evaporó de forma instantánea de mi cabeza.

Decidí abandonar el régimen de la Roldán durante unos meses. Después, debido a los chantajes emocionales de mi madre («Es una pena, con lo guapa que eres, que estés gorda»), lo retomé y adelgacé de nuevo. Y así estuve más o menos hasta los exámenes de selectividad, cuando por fin me cansé de las viejas de la sala de espera y de la Roldán. En 1996 el Partido Popular ganó las elecciones y los escándalos políticos —y Roldán— quedaron aparentemente relegados al olvido colectivo por algún tiempo.

Política exterior:
la integración en Delgados Unidos

El hombre, considerado una nación, con todos sus elementos, al igual que esta, necesita establecer relaciones socioculturales con otras entidades individuales. Por este motivo, denominaré *política exterior* a las relaciones que, como una nación, mantiene con otras personas. El objetivo de las relaciones humanas —y de las internacionales— es generar y preservar un ambiente de paz, distensión, estabilidad y respeto. El hombre, como entidad individual, necesita asociarse. En la política exterior individual suelen darse diferentes tipos de asociaciones o alianzas: de amistad, de enemistad, afectivas, filiales, económicas...

Durante los años de colegio la imposición del régimen dietético había provocado mi exclusión de la escena internacional escolar. Si en el futuro no quería seguir permaneciendo aislada, era necesario que hiciese esfuerzos diplomáticos para establecer relaciones con otras entidades individuales.

Cuando terminé el colegio no sabía muy bien qué quería hacer o estudiar. Como toda mi generación, me sentí obligada a matricularme en la universidad. Decidí cursar Humanidades casi por casualidad, tras descartar Derecho y Empresariales, por falta de interés, y cualquier carrera técnica, por incapacidad intelectual.

«Tras la anarquía hormonal propia de la efervescente adolescencia, mi cuerpo se había estilizado levemente y había ganado cierto aplomo y seguridad».

Tras la anarquía hormonal propia de la efervescente adolescencia, mi cuerpo se había estilizado levemente y había ganado cierto aplomo y seguridad. Podía conducir. Era mayor de edad. Me sentía libre, independiente y soberana. Pensé que en la universidad proseguiría mi autarquía acomplejada. Esperaba encontrar amigos superficiales con quienes compartir largas horas de tormento lectivo, pero nada más allá de un mero compromiso diplomático. El día que pisé la universidad por primera vez lo hice sin temor, pero también sin expectativas. Así transcurrieron las primeras semanas.

Un día llegué tarde a clase. Para pasar desapercibida tuve que sentarme en la última fila, junto a una niña rubia y espigada. Antes de entablar relaciones diplomáticas con ella, ya la había observado. Siempre llegaba con retraso a clase. Cristina tenía ínfulas de nínfula fulana, de lolita. Su imagen parecía sacada de la fantasía de un pederasta frustrado y sin demasiada imaginación. Tenía unas piernas infinitas, muy bonitas, y lo sabía; para acentuar su aspecto de adolescente frágil y lívida, solía lucir brevísimas faldas tableadas, escolares. Pensé que nada podía unirme a la dueña de tan escuetas prendas, pero me equivocaba. Cristina se convirtió en el plazo de unas semanas en mi aliada preferencial, en mi amiga.

También estudiaba Humanidades por eliminación y por casualidad. Era de Jerez y teníamos en común algunas conocidas. Eran niñas a las que yo había tratado toda la vida, pero con las que me había negado a mantener una relación, pese a la insistencia de mis padres. Lo cierto es que por aquel entonces yo era una pretenciosa llena de prejuicios: «¿Cómo yo, que no sólo aspiro a casarme, sino que quiero trabajar y bla, bla, bla, voy a hacerme amiga de estas tías que sólo saben de moda y hombres?». Siempre había sido bastante autista. Parafraseando a Durrell en *El cuarteto de Alejandría*, «[...] como todo joven, me creía un genio. Como todo gordo, me consideraba mi propio héroe. Afortunadamente —como prosigue Pursewarden— la risa intervino». Los hilarantes comentarios de nuestros condiscípulos nos unieron:

—Profesor, ¿y no es mucha casualidad que Jesucristo naciera en el año cero?

Las facultades de Humanidades suelen estar pobladas, a partes iguales, por gente apta y necios pretenciosos.

A través de Cristina, para mi sorpresa, me vi integrada en aquel grupo de niñas de Jerez que, en principio, yo, proselitista, había des-

> «(...) como todo joven, me creía un genio. Como todo gordo, me consideraba mi propio héroe».

deñado y despreciado. Una pandilla tan pura en esencia como su-rrealista. Si hubiese grabado con una cámara oculta un reportaje sobre estas féminas, me hubieran admitido sin discusión alguna en la Sociedad Geográfica de Londres como descubridora de una tribu que se hubiera mantenido aislada desde la prehistoria. Jerez de la Frontera es un ecosistema aparte (allí, los hombres todavía creen que ponerse pantalones rojos es el no va más de la modernidad), y estas jóvenes mujeres representan a una sociedad que parece no haber evolucionado en los últimos cuarenta años. Sueltas por Madrid, las jerezanas son una manada salvaje en plena estampida por la sabana de asfalto, beldades absolutas en un mundo relativo. Religiosas, castas, castizas. Auténticas.

Las tardes en casa de Carlota, mi antes enemiga de la infancia, eran inolvidables. Allí parloteábamos sin tino mientras de fondo escuchábamos a Rocío Jurado. Por supuesto, la vigencia del régimen no se quedaba fuera de nuestros debates.

Nota: No trato de emular a James Joyce; simplemente el estilo directo me resulta más cómodo.

DRAMATIS PERSONAE

CARLOTA: rubia valquiria, también llamada *presidenta* por su carácter fuerte e impositor; muy bella; voluminosa, voluptuosa y poderosamente potente de busto; altísima, fuerte y musculosa; barroca rubensina, permanentemente a régimen de piña. De pequeñas éramos enemigas declaradas. Era mi Némesis particular. Las dos hijas pequeñas de dos familias amigas. Chocábamos y peleábamos por todo.

JIMENA: prima hermana de Carlota, extremadamente delgada. Es una Narciso posmoderna que no cesa de admirarse en los espejos, en los escaparates, en las gafas de sol... Si se decidiera a conquistarse a sí misma, se rompería la nariz sobre cualquier sólido que le devolviese el reflejo. Tiene el cuerpo estilizado de un *massai*. Estreñida perenne.

PAULA: morena, guapa, algo rellenita, aunque, como todo buen gordo, autoindulgente consigo misma. Es muy querida y enamoradiza, desea amar y ser amada. Histérica congénita.

MARITA: niña bajita y frágil. Se le nota en la mirada la paz y la bondad de los que no quieren hacer daño. Comparte piso con Paula. Estudia Farmacia y, consecuentemente, sale con un boticario. Los farmacéuticos son como las cucarachas: nacen, crecen, conocen a otro farmacéutico, se reproducen y, con una farmacia más, mueren.

SOFÍA: hermana mayor de Carlota. Tiene nueve años más que nosotras. Cuando Sofía aparece, un halo de infalibilidad la rodea mientras pontifica sobre cualquier cosa, desde cómo dorar una lubina hasta el conflicto de Oriente Medio. Como la gran amante del arte que dice ser, admira «los claroscuros de Fra Angelico».

La manada es una causa perdida para las feministas.

Durante las tardes tediosas de invierno, Cristina y yo solíamos unirnos al grupo para debatir sobre nuestras complejas inquietudes intelectuales. Nos desparramábamos por los sofás y nos dejábamos rodear de una apestosa, aunque acogedora, nebulosa de tabaco. Las jerezanas fumaban como carreteros.

En ese entorno de prosperidad se desarrollaban acalorados debates y conversaciones terriblemente trascendentales, un poco al estilo de los pacientes de Davos en *La montaña mágica* de Thomas Mann.

CARLOTA. *(Llegando impetuosa al salón).* ¡Niñas, estoy desesperada! *(Todas se vuelven con una mezcla de admiración, temor y expectación).*
LA MANADA. ¿Por qué?
CARLOTA. Porque llevo tres días sin cagar y tengo la barriga muy hinchada, enorme.

Su valiente revelación nos deja en éxtasis. En casa mis hermanos me habían enseñado que las mujeres no vamos al cuarto de baño. Con el tiempo dejé de lado esta pulcritud verbal y aprendí a seguir la elevada dialéctica de mis camaradas sin quedarme en estado catatónico.

LA MANADA. No puede ser. Es imposible.
JIMENA. *(Displicente y moviendo nerviosamente la pierna a toda velocidad).* Yo ya llevo dos semanas estreñida y no necesito llamar tan-

to la atención. Lo que me recuerda: ¿alguien tiene una pastilla para ir al cuarto de baño?

CARLOTA. (A Jimena). Pero ¿cómo vas a ir al cuarto de baño si no comes nada? De verdad, no sé qué hacer. He comido cereales, laxantes, higos secos, ciruelas... Y no puedo, no puedo... No puedo cagar y creo... Creo que voy a explotar.

(Las tres negaciones truenan en el salón, pero no canta un gallo, sino que una de las niñas emite un sonoro eructo).

Pese a su interminable repertorio de inmundicias e impudicias, la candidez y la belleza de las integrantes de aquel singular grupo no hacían sino teñir de encanto aquellas acciones repulsivas y malolientes, transformando lo escatológico en actos llenos de poesía y lirismo. Si Hesiodo hubiese sido inspirado por una deidad como Carlota, habría afirmado que de su pétreo y majestuoso trasero había nacido el mismísimo Eolo. Otro de los poderes de la belleza y el embeleso es transformar lo grotesco y repulsivo en gracioso y natural. Me gustaría ver la reacción de la sociedad —y la mía propia— ante una mujer fea y gorda haciendo tales aseveraciones.

El estreñimiento es uno de los temas más vitales para la consecución de la felicidad humana y tiene de político más de lo que la gente cree. La defecación, no en vano, fue una de las preocupaciones principales de Mao durante toda su vida. Un incidente con un retrete estuvo a punto de estropear sus cordiales relaciones con Stalin, cuando la colaboración chino-soviética estaba en su punto más álgido.

PAULA. Yo estoy igual que tú, presidenta. Y Marita también. Y eso que ya hemos probado todo. Ayer incluso comimos cereales All Bran con zumo de ciruela.

Marita se esconde avergonzada. Sus mejillas se tiñen de rosa. Su minúscula figura se hace, si cabe, más diminuta aún. Su candor e inocencia ocultan su secreta condición de campeona de la tradicional competición familiar de «pedos pintores». *Aerofagia* y *flatulencia* son términos horripilantes. Este deporte se practica agachado contra una pared blanca; gana quien deja la huella más significativa de su paso por la competición.

(*Paula deja escapar otro eructo errático. Carlota prosigue la sinfonía. El repertorio de ruidos corporales parece interminable. Carlota, como siempre, se recompone para añadir alguna sentencia. Súbitamente Marita habla*).

MARITA. Yo estoy tan desesperada que hasta me he metido una horquilla.

(*Un silencio total inunda el salón. Todas se vuelven hacia una Marita que ya está arrepintiéndose de su declaración pública*).

TODAS. A ver, Marita, a ver. ¿Qué dices? Que...

MARITA. Joé, pues que en el baño no podía..., pues ya sabéis. Bueno, me introduje una horquilla..., para ver si podía enganchar algo y tirar..., pero no salía nada.

JIMENA. Pues a mí me basta con el desodorante.

Imagino lo peor. Sólo puedo visualizar las más terribles aberraciones tipo marqués de Sade.

YO. (*Chillando*). Pero ¿cómo? ¿Cómo? No es posible...

JIMENA. Hija, pues... Yo me aburro de estar sentada en el retrete y me tengo que distraer. Y si no tengo una revista, leo lo que pone en el envase del desodorante. Lo malo es que ya casi me lo sé de memoria: H_2O, hidratantes...

(*La puerta se abre y aparece Sofía completamente vestida de negro. Se quita el abrigo y la bufanda, se estira la melena rubia anudada en una coleta tirantísima. Tirantísima. Se queda escuchando, en silencio, la conversación*).

CRISTINA. Hija, ¡qué susto! Después de lo de Marita, pensé que te lo metías por la boca y empujabas.

YO. Sí, como un deshollinador, con el tubo de desodorante a modo de baqueta.

CARLOTA. Marita, de verdad, eres una enferma. ¿Cómo se te ocurre hincarte una horquilla para ir al cuarto de baño? Es una locura.

PAULA. Sí, desde luego, eres una depravada

JIMENA. Es que eres más bestia... A mí, desde luego, no me vuelvas a dejar una horquilla.

68

CARLOTA. *(Ensimismada, ausente y pensativa)*. Sí, desde luego. Además, debe ser mucho más fácil con una cuchara sopera.

(Cesa el barullo. Silencio total ante semejante declaración de intenciones. Sofía, para hacerse notar, carraspea como si, en lugar de tener la garganta recubierta de esponjosa y acogedora mucosidad, la tuviese forrada de lija. En cuanto su presencia es percibida, se desaloja el mejor sillón de la casa. Sofía habla con su habitual tono sentencioso).

SOFÍA. *(Indignada)*. ¡Sois unas enfermas las dos! ¿Cómo podéis hablar de esas..., esas..., esas...?

YO. ¿Escatologías?

SOFÍA. No, Merceditas, no me vengas ahora con que estabais hablando de política. Estabais hablando de guarradas, auténticas cochinerías. Ninguna dama que se precie de serlo puede hablar de cag..., bueno, de ir al cuarto de baño. *(Mientras hace esta observación Sofía se eleva sobre nosotras en un altar psicológico)*.

CARLOTA. *(Se levanta, se yergue y respira, con lo que su enorme busto se multiplica por dos)*. Pues, mira..., ¿sabes? Yo ligo un montón *(gran argumento para las presentes)* hablando de cagar, así que no vengas tú a meterme historias, ni rollos.

SOFÍA. Bueno, sólo te digo lo que está bien, para que no parezcas... vulgar y ordinaria.

Carlota solía terminar estas disputas con un suspiro y subiendo el volumen de la televisión. Estos profundos debates se enmarcaban en las largas jornadas en que discutíamos el devenir de la dictadura. ¿Era posible una solución definitiva para los kilos de más? Enseguida me di cuenta de que absolutamente todas las personas que me rodeaban, incluidas las integrantes de la manada que se mantenían escuálidas (la mayoría), estaban preocupadas por no engordar. Me integré en aquel grupo de niñas, pese a las diferencias estructurales y culturales. Era un conglomerado que aceptaba a personas tan diferentes como Carlota, Marita o yo. Un extraño *melting pot* que conformaba un grupo, una asociación, a la que llamaré los «Delgados Unidos» (DD. UU.). «Delgados», porque la mayoría de sus integrantes tenía un cuerpo esbelto y estilizado, y «Unidos», en referencia a nuestra relación de amistad. Yo no era delgada ni esbelta, y, sin embargo, me dejaban sentir que pertenecía a aquella asociación orgánica. A pesar de considerarme en las antípodas de, por ejemplo, Carlota o Jimena, compartía con ellas muchos más valores de los que yo misma me atrevía a confesar. Me gustaba estar con ese grupo de mujeres guapas y sanas, que me animaban a abrirme al exterior. Creía que, por mímesis, también yo debía de ser hermosa. Su influencia fue poderosa.

En aquella época, para integrarme mejor en los Delgados Unidos, intenté fumar, pero por desgracia soy inmune al tabaco. Es uno de mis vicios pendientes. Y eso que lo he intentado con todas mis fuerzas, pero nunca me ha gustado. A los quince años me parecía que fumar era un requisito indispensable para mimetizarse con las grandes divas del cine negro de los cuarenta, aquellas mujeres extremadamente seductoras, sibilinas y poderosas.

> «Me gustaba estar con ese grupo de mujeres guapas y sanas, que me animaban a abrirme al exterior».

Lo malo es que combinaba estas ensoñaciones de elegancia y refinamiento con mi incapacidad para tragar el humo. Consecuentemente, cada calada sofisticada iba seguida de una atronadora expectoración cazallera en las antípodas de los elegantes cánones hollywoodienses.

Años después lo volví a intentar, cuando me di cuenta de que la inmensa mayoría de mis amigas delgadas eran fumadoras compulsivas y sostenían que, si dejasen el tabaco, engordarían. Además, supe que muchas modelos fumaban como carreteros, así que deduje que alguna relación tenía que existir. Un día, tras mucho meditar sobre el tema, fui a un estanco y compré un paquete de Malboro Light. Lo encendí expectante. Pero nada. Aparte del mal sabor de siempre, seguía sin notar ninguna merma en mis ansias de comer.

Lo seguí intentando durante algunos años, pero, desgraciadamente, mi desidia por fumar era tal que acabé por asociar el tabaco al alcohol. Sólo fumaba cuando bebía. Dejaba que el cigarro se consumiese entre mis dedos sin darle una sola calada. Cuando el alcohol empezaba a hacer mella en mi inseguridad, perdía la vergüenza y saltaba a la pista para interpretar, cigarro en mano, desmadejados bailes. Inevitablemente, siempre acababa quemando a cualquiera que se cruzase en el camino de las churriguerescas cenizas candentes de mi cigarro. Muchas espaldas deben de haber sufrido las consecuencias de mis años de fumadora dietética. Afortunadamente lo dejé cuando me di cuenta de que nunca sería capaz de fumar... y después de que una fémina un poco agresiva me quisiese abofetear por quemarle el hombro.

Había encontrado mi lugar en la escena internacional. Mis relaciones personales se habían afianzado. Ya no me sentía tan sola. Sin embargo, mis inseguridades no habían desaparecido. Seguía gorda y esa palabra me arrastraba, me destruía.

El nazismo dietético

Durante una temporada traté de hacer régimen por mi cuenta, siguiendo las premisas tradicionales: verdura, proteínas y frutas. Naturalmente era incapaz de seguir una dieta durante más de dos días. Mis resoluciones eran permanentemente boicoteadas: un día el sabotaje eran unas patatas fritas, otro, pasteles en casa de Carlota. Y seguía gorda.

Pese a que quería aparentar indiferencia respecto a mi cuerpo, era muy consciente de que mi vientre se había tornado abúlico y de que en mi rostro expandido se habían extraviado las antaño afiladas mejillas. Bajo esa fachada de indiferencia, sin embargo, en el corazón sentía la presión de una semilla de tristeza intrínseca que brotaba cada vez que no me podía comprar ropa de la talla deseada. O cuando escuchaba salir de la boca de peatones desconocidos alguna cruel sentencia aludiendo a mi sobrepeso. Así que cuando mi madre nos arrastró al nazismo dietético, acepté de buen grado esta nueva injerencia en mi persona.

Vivía una situación parecida a la de la República de Weimar. La inflación (en efecto, estaba hinchadísima) se había disparado en mi cuerpo y sentía un terrible descontento social hacia mi persona. O al menos eso creía yo, tan egocéntrica. La nación pensó que sólo el nazismo podía solucionar la anarquía dietética en la que estaba sumida. Este totalitarismo dietético sigue las mismas premisas de divinización alimenticia que el régimen teocrático, pero, en lugar de sacralizar el hambre como una forma de alcanzar la delgadez, se consagran sólo algunos alimentos, ante los que se realiza todo tipo de concesiones. En este caso, las proteínas y las grasas. La canti-

> «La inflación (...) se había disparado en mi cuerpo y sentía un terrible descontento social hacia mi persona».

dad de comida no se limita, sino que se erradican de la dieta diaria algunos alimentos que, si se ingieren, el infractor de las leyes del régimen puede sufrir condenas de hasta varios kilos. Se demoniza una parte de los alimentos y siempre se buscan chivos expiatorios a los que culpar por la gordura (el pan, el azúcar, los hidratos) y que, por supuesto, hay que excluir de la sociedad alimenticia. Como todos los regímenes autoritarios, el nazismo dietético condiciona la vida y la felicidad del individuo al cumplimiento de unas estrictas normas. El doctor Fernando Stuart era un inmigrante argentino que se había instalado en España a principios de los ochenta. A mi madre se lo había recomendado una amiga que había adelgazado doce kilos. En cuanto mi madre consiguió siete citas (por supuesto, también había invitado a Mariana), nos personamos en la consulta. Era divertido ver a toda la familia congregada en aquella sala de espera. Estábamos nerviosos, impacientes, y pasábamos las páginas de las revistas del corazón a toda velocidad. Los primeros que llegaron fueron mis hermanos; se rumoreaba que las enfermeras del doctor Stuart parecían modelos y llevaban unas faldas estrechas y cortísimas. La «clínica» estaba situada en una de las calles más caras de Madrid. Según mis hermanos, la actitud secretista que rodeaba las citas en la consulta, las enfermeras «en plan buenorras» y la ubicación eran más propias de cualquier burdel de lujo que de una clínica respetable. La personalidad del líder es uno de los atractivos fundamentales para convertirse en un ferviente militante de los regímenes totalitarios, y, desde luego, al doctor Stuart no le faltaba carisma. Hablaba con un fuerte acento sudamericano y siempre tenía dibujada en el rostro una media sonrisa socarrona, irónica. Recuerdo con cierta nostalgia la primera consulta. En la sala de espera la enfermera nos explicaba que cada semana nos debíamos hacer unos análisis. Entonces oímos por primera vez aquella voz socarrona. El doctor Stuart discutía con una *golda pasiente*.

—¿Cómo es que usted no ha *adelgasado*? —dijo una voz sibilina, entre inquisitiva y cómplice.

—No sé —respondió un tembloroso tono femenino—, yo sólo he comido lo que ponía en el papel. De hecho, no podía comérmelo todo. He tenido que esforzarme mucho.

> «Como todos los regímenes autoritarios, el nazismo dietético condiciona la vida y la felicidad del individuo al cumplimiento de unas estrictas normas».

—Exactamente, ¿qué quiere decir con eso de que no podía comérselo todo?

—Pues que en la misma comida no podía tomar langostinos, solomillo, mojama, tortilla, jamón, queso, nata montada..., ¡me ponía enferma!

—Pues, ¡por supuesto que ha engordado, boluda! ¿Cómo se puede ser tan lerda? Tiene que comer o carne o pescado o huevos o marisco..., ¡pero no todo a la vez! ¡Fuera de aquí, tonta, y vuelva la semana que viene, pero esta vez hágalo bien!

Todos tragamos saliva ante semejante tormenta de carisma. Después, de uno en uno, fuimos pasando temblorosamente a su despacho. Cuando llegó mi turno, traspasé con temor el umbral de aquella puerta. Allí estaba el gran líder. Rostro semita y patibulario. Pelo rizado. Barbita de chivo leninista. Sonrisa rufianesca, irónica y socarrona. Me saludó con un gesto de la cabeza.

«La personalidad del líder es uno de los atractivos fundamentales para convertirse en un ferviente militante de los regímenes totalitarios, y, desde luego, al doctor Stuart no le faltaba carisma».

—Vaya, otra de la familia gruesa —observó mientras escribía mi nombre y apellidos en un tablón.

—Ya ve usted cómo son las cosas —respondí yo tartamudeando y a punto de renegar de mi parentesco con las personas de la sala contigua.

Me ordenó que me desvistiese hasta quedar en ropa interior y me hizo un gesto para que me subiese a la báscula.

—Bien, un metro setenta centímetros; setenta kilos.

Me entregó el pizarrín donde había anotado mi edad, peso, estatura y sexo, algo evidente, no sólo por estar en ropa interior.

—Aguántalo mirando al frente. Ponte recta.

Antes de que me diese tiempo de meter la tripa, estirarme y componerme, me tomó una auténtica felonía fotográfica. Cuando vi la *polaroid* —entonces no existía la cámara digital—, sólo pude pensar en mi más que evidente similitud con un toro de la ganadería de Miura antes de salir por la puerta de chiqueros. De nuevo, sonaron en mi mente, no las trompetas del Apocalipsis, sino los clarines del cambio de tercio. Avergonzada, preferí no hacer comentarios. Para consolarme pensé que si el doctor Stuart me llamaba boluda, lo haría por tonta, no por gorda.

Después nos reunió a toda la familia en su despacho para darnos la famosa lista de alimentos permitidos. Comparado con la dureza de la doctora Sacristán, este régimen parecía la libertad hecha dieta. Las primeras semanas sólo se podían comer proteínas; nada de verduras, frutas, ni, por supuesto, azúcar. Transcribo a continuación la lista, fiel a la puntuación y la sintaxis:

Usted puede comer sin límite:

Carne. Pollo. Pescado (puede rebozarlo con huevo). Queso. Jamón de York. Jamón Serrano. Chorizo. Salchichón. Lomo. Marisco. Huevos. Nata

No puede comer:
Leche. Azúcar. Fruta. Verdura. Pasta. Bollería.
Queda estrictamente prohibido tomar bebidas a base de cebada (A esto lo denominamos El Putsch de la Cerveza)

Beba al menos dos litros de agua por día. También se pueden ingerir refrescos light.
Café cortado con nata.
El alcohol ¡¡ni tocarlo!! Pero si no puede evitarlo, en todo caso, tome un dedo de cualquier espirituoso pero ¡¡medido en horizontal!!

Leímos la cartilla de racionamiento con atención.

—¿Y el pan? Aquí no dice nada. ¿Lo podemos comer? —le preguntamos todos ante semejante vacío legal dietético.

Entonces el doctor Stuart, sin levantar la vista de la mesa, nos espetó socarrón:

—Milagros, a Lourdes.

Enseguida nos dimos cuenta de que lo más atractivo de aquella consulta era la comicidad del doctor Stuart. Nos divertía provocarle —y a él le gustaba el desafío— para que nos obsequiase con alguna de sus sentencias. En cierta ocasión mi hermano Martín le preguntó si era verdad esa leyenda que rezaba que el alcohol engorda la tripa pero adelgaza las piernas. Él respondió:

—Pues lo cierto es que es una verdad a medias, porque engorda la *pansa*, pero no adelgaza las piernas.

Los primeros días del régimen fascista fueron felices. Mi madre, por una vez, renunció a su famoso tripollo e hizo unas compras espectaculares, abundantes y variadas. Llenó la despensa de latas de conservas, salmón ahumado, jamón y carne. No pasábamos hambre. El principio del régimen del Dr. Stuart era el mismo que el del método Atkins: se excluyen los hidratos de carbono para hacer que el cuerpo utilice las reservas de grasa como fuente de energía, en lugar de los azúcares y féculas, que se suelen comer con regularidad. Al utilizar las reservas de grasa, estas disminuyen y de esta manera se produce el milagro del adelgazamiento.

«Los primeros días del régimen fascista fueron felices. Mi madre (...) llenó la despensa de latas de conservas, salmón ahumado, jamón y carne. No pasábamos hambre».

Durante las frecuentes ausencias de mi madre, el encargado de velar por el cumplimiento del régimen en nuestro hogar era Sebastián, que por aquel entonces se ocupaba de la casa de Madrid. Sebastián tenía unos cuarenta años, era muy sibilino y delgado, y, por desgracia, tenía una desmesurada afición al alcohol. Sebastián decidió abandonarnos hace algunos años.

El drama empezó un día mientras servía la mesa. Tropezó y le tiró a mi madre una sopera de gazpacho por encima de la cabeza. En seguida comprobamos que el incidente estaba íntimamente relacionado con la espectacular merma de un barril de brandy de la bodega. Mi madre decidió que tenía que hacer algo. Ella, pese a su talante liberal en otros aspectos, cree que tiene derecho de injerencia en la vida de todos aquellos que viven en las propiedades que tiene registradas en el catastro. Y, por supuesto, se vio en el deber de intervenir en el problema de alcoholismo de Sebastián. Primero le arrastró a nuestro médico de cabecera, que le diagnosticó un hígado cirrótico y le recetó unas gotas para que no pudiese beber. Cada mañana, mientras preparaba el desayuno a mi madre, Sebastián le espetaba con todo su teatro:

—Doña Emilia, doña Emilia, mire cómo me tomo las gotas —le decía mientras simulaba tragar con dificultad y frunciendo el ceño para paliar un presunto amargor de la medicina.

Mi madre se sentía tan extasiada con su buena acción como si fuese la Madre Teresa de Calcuta. Para nuestra extrañeza, pese a tomar las gotas, Sebastián no dejaba de hacer de las suyas. Una vez, calibrando los gatillos de una escopeta, se equivocó de cartuchos y cargó el arma con munición real. Se le escapó un tiro y agujereó una foto del rey que había en el armero de nuestra casa en el campo. Tras el regicidio fotográfico, se despertaron nuestras sospechas. A partir de entonces, el engaño no pudo durar demasiado tiempo. Cierto día que decidí retomar mis abandonadas lecciones de piano me di cuenta de que el instrumento sonaba raro. El piano carecía de resonancia y profundidad. Empecé a sospechar. Abrí la tapa y descubrí en su interior un auténtico contenedor de vidrio. Allí yacían ocultos los cadáveres de todo tipo de espirituosos: vino, coñac, brandy, fino... Suspiré. Lo cierto es que comprendía perfectamente que Sebastián se diese a la bebida: tenía una mujer terriblemente autoritaria que se parecía al personaje de Kathy Bates en *Misery*.

No obstante, mi madre no vaciló y decidió dar a Sebastián otra oportunidad. Existe un medicamento inyectable que, combinado con alcohol, produce taquicardias, malestar, angustia, ahogo y una sensación parecida a la muerte. El alcohólico teme tanto esta reacción química que renuncia a probar el alcohol. Mi madre fue de nuevo con Sebastián a nuestro médico de cabecera para que le recetase la famosa inyección y este, voluntariamente, fue a ponérsela a la Seguridad Social, para que todo se hiciese conforme a la legalidad laboral. Volvió con aspecto muy sereno. Serio. Entonces respiramos, muy satisfechos con nosotros mismos. ¡Pobres ilusos!

Dos semanas después el drama estalló en una cena de trabajo vital para mis padres. Sebastián estaba sirviendo una inmensa lubina cuando, después de golpear a todos los comensales con la bandeja en la cabeza, se le enganchó la cola del pescado en el collar de perlas de una de las invitadas. A la pobre señora se le quedó colgando del cuello aquel róbalo de casi un metro de longitud. Le faltó muy poco para asfixiarse, víctima de su propio collar. Pero aquello no fue todo. Después de cenar, cuando llevaba las infusiones a la mesa del salón, Sebastián empezó a tambalearse y cayó al suelo, dando por liquidado el único juego de café que mi madre podía presumir de tener completo.

Nuevamente se dispararon nuestras sospechas, no obstante, como pensábamos que Sebastián no podía probar el alcohol, nos daba vergüenza acusarle. Mi hermano Carlos, gran comprador compulsivo, había adquirido en broma un alcoholímetro y esa noche vio la ocasión ideal para estrenarlo. Sebastián sopló y el cacharro empezó a berrear; los dígitos pronto verificaron nuestras sospechas: 2,1 grados de alcohol en sangre. Estábamos atónitos. Posteriormente, atando cabos, supimos que había sustituido el contenido de la ampolla de la inyección antialcohol por suero fisiológico, un placebo, pero para nosotros. En aquel momento nos entró un ataque de risa. En mi casa nunca se ha demonizado el alcohol, e incluso desde pequeña se me ha permitido beber. Lo cierto es que toda la familia sentía mucha simpatía por Sebastián, pero este, avergonzado, se marchó a su casa.

Al día siguiente escribió una carta a mi padre pidiéndole disculpas y presentando su dimisión irrevocable. Se conformó con soportar —borracho y libre, eso sí— a su mujer. Nos dio mucha pena, sobre todo a mi madre, porque Sebastián era su más fiel colaborador en la represión dietética. Su pérdida fue un duro golpe para las estructuras del régimen, dado que constituía una parte fundamental del órgano de persecución. Era como un agente de la Gestapo en versión doméstica, que nos espiaba e informaba a mi madre de cualquier infracción o ataque al régimen cometidos en su ausencia.

Mientras seguíamos la dieta del doctor Stuart, nosotros desayunábamos a la anglosajona: huevos, jamón, salchichas... Cada mañana Sebastián, con su extrema delgadez, aparecía tambaleándose con una fuente enorme de huevos en las manos. Lo malo era que, además de desayunar como ingleses, comíamos como españoles y cenábamos como franceses. Mis hermanos, que siguieron el régimen del doctor Stuart durante casi siete meses, se quedaron delgadísimos; corrieron entonces a encargar al sastre unos trajes cortos y se fueron a hacer el camino del Rocío.

El régimen del doctor Stuart tenía otro problema: al final resultaba un poco aburrido. Todos echábamos de menos comer hidratos de carbono, pero lo que más nos costaba era no poder beber alcohol (de ahí nuestra empatía con Sebastián). Pese a la concesión del dedo horizontal, el régimen era totalmente incompatible con beber, así que, mientras nuestros amigos se divertían perdiéndose en la jungla en la que Madrid se transformaba por las noches, nosotros optábamos por permanecer, abstemios, en casa. Nuestra vida social había quedado reducida a la nada. Pronto nos dimos cuenta de que

> «Lo malo era que, además de desayunar como ingleses, comíamos como españoles y cenábamos como franceses».

llevábamos una vida de eremitas proteicos y empezamos a escapar, con nocturnidad y alevosía, para entregarnos a los acogedores brazos de Dionisio.

La influencia del doctor Stuart acentuó nuestro *lightismo*. En la nevera de casa de mis padres todos los productos tienen la inscripción que propicia el indulto de los alimentos ante la crueldad del régimen: *light*. Antes del reciente desembarco de esta tendencia en España, mi madre, renunciando a sus principios nacionalistas, solía ir a Gibraltar y compraba muchas cajas de Tónica *light*, Sprite *light*, Ginger Ale *light*, Fanta *light*...

> «En la nevera de casa de mis padres todos los productos tienen la inscripción que propicia el indulto de los alimentos ante la crueldad del régimen: *light*».

Yo estaba en una edad complicada. Crucial. Había empezado a salir por las noches. Tenía diecinueve años y me fastidiaba no poder unirme a las salidas nocturnas con los Delgados Unidos, por las estrictas prohibiciones del régimen. Y, si lo hacía, beber sólo agua y Coca-Cola *light* (nunca encontraba otra cosa) me parecía tedioso y absurdo. Un día, hojeando una revista del corazón, decidí, por mi propia cuenta y riesgo, que el vodka, la bebida predilecta de Kate Moss, no podía engordar. Por aquel entonces nadie sospechaba de sus otras aficiones. Mi idea no era criminal, sino revolucionaria. Por otra parte, me apetecía tanto salir a cenar con Cate...

Cate es mi amiga del alma, la única que conservo de mis años escolares. La principal afinidad que entonces nos unía era que ambas estábamos bajo el radio de influencia del régimen dietético. Nos conocimos en la clase de gimnasia del colegio, cuando, para evitar dar las veinte vueltas de rigor alrededor de los campos de deporte, coincidíamos escondiéndonos tras el mismo matorral raquítico. En seguida nos hicimos amigas. Una amistad que todavía mantengo y que, sin ninguna duda, perdurará.

Cate también estaba bastante cetácea y, como nosotros, tanto ella como su familia eran peregrinos habituales de los santuarios de los regímenes de adelgazamiento. Siempre que una de las dos iniciaba una nueva dieta, la otra la seguía. Cate se preciaba de poseer un fuerte carácter y, cuando nos peleábamos, me solía espetar:

—¿Sabes una cosa? Dios no te deja ser delgada porque serías insoportable.

Una semana después de mi primera visita, Cate decidió presentarse en la consulta del doctor Stuart. Yo estaba encantada: con Cate haciendo el régimen ya no había peligro de corrupción. Y no lo hubo hasta ese día fatídico en el que las dos decidimos unirnos para conspirar. El arresto domiciliario forzado por el régimen dietético me había permitido ahorrar una suma de dinero considerable, suficiente como para invitar a Cate a cenar. Para no saltarnos la dieta elegí un restaurante de carne. No beberíamos vino, sólo vodka con tónica *light*. Escamoteé una decena de latas de la nevera y las metí dentro de un gigantesco bolso. Le dije a Sebastián que al día siguiente tenía un examen y que me iba a estudiar a la biblioteca. Corrí a encontrarme con mi compinche en El Buey, nuestro restaurante predilecto.

Estábamos las dos solas en Madrid. El resto de nuestras amigas —muy flacas todas, para sentirnos más culpables— se había ido a esquiar. Por primera vez en mucho tiempo respirábamos libertad. La noche, con sus diminutas estrellas de invierno, nos parecía de terciopelo. Habíamos decidido vestirnos de mujeres adultas. El dinero crujía fresco en mi bolsillo. Entramos en el restaurante. El aroma de carne a la plancha penetró en nuestra pituitaria como un reclamo irresistible. Nos disponíamos a sentarnos, con las papilas gustativas babeantes e impacientes, cuando el camarero me pidió amablemente el abrigo para dejarlo en el ropero.

—Por favor, ¿me puede sujetar esto? —le dije extendiéndole el bolso.

El pobre y esmirriado camarero, que no contaba con las diez latas de tónica, casi se cae al suelo.

—Pero, señorita, ¿qué lleva aquí?, ¿piedras?

Me puse nerviosa. Las personas que nos vemos gordas y que estamos de forma permanente a régimen vivimos avergonzadas y preferimos no confesarlo.

—¿Y a usted qué le importa? Déjeme, por favor. Se lo ruego.

Cate se impacientó y, ya nerviosa por engullir, espetó al camarero:

—No queremos carta. Rápido. Una bandeja de un kilo de carne y dos copas de balón con hielo y vodka. Sólo vodka, ¿me entiende? Las tónicas las hemos traído nosotras.

—Marchando, señorita —respondió el camarero un poco guasón.

Seis tónicas menos en mi bolso y un kilo de carne más tarde:

—Otros dos vodkas solos para la mesa seis.

—Oiga, que no le hemos pedido nada —dijimos con la voz ya pastosa y la lengua tan larga y torpona que parecía enredarse en cada palabra.

El camarero sonrió y dijo que ya había confianza suficiente como para que no hiciese falta que le pidiésemos nada. Estábamos al borde de la explosión estomacal, pero ¡llevábamos tanto tiempo sin salir, sin respirar el aroma de los restaurantes! Necesitaba sentirme libre. No quería que aquella cena terminase nunca. Primero se lo sugerí a Cate con timidez y temor:

—¿Vamos a por el récord de la carne? —el galardón era inventado.

—No puedo, voy a morir del reventón —respondió ella disimulando su ruboroso alborozo.

—Bueno, cuando nos tomemos otro vodka, se nos bajará todo —la animé.

Cate abrió mucho los ojos y, henchida de felicidad, se volvió hacia el boquiabierto camarero.

—Oiga, perdone, otra de carne y una ensalada de lechuga.

Ya estábamos en la sexta semana y podíamos tomar verduras.

—Estáis de coña —dijo el camarero, que a esas alturas se había tomado excesivas confianzas y estaba expectante por ver si seríamos capaces de lograr nuestra heroica ingesta carnívora. Cate se sintió violenta. Como todos los que estamos a régimen, odia que alguien opine sobre lo que come o deja de comer.

—Tráigame además una lata de ventresca para la ensalada y le ruego que se abstenga de hacer comentarios.

—Marchando, guapas —nos respondió el camarero jocoso.

Al final de la cena se nos habían acabado las tónicas. Diez vodkas, dos raciones de carne y una lata de ventresca: noventa euros. Nos invitaron a un postre, una tarta de queso que nos supo de maravilla. Estábamos tan ebrias de libertad —y alcohol— que habíamos simulado olvidar el régimen. Como culminación de las transgresiones del régimen fascista, nos tomamos un orujo de hierbas, de un dedo corazón en vertical. Ordinario. Pagamos. No pensábamos salir. Pero, una vez violadas las leyes fundamentales del régimen, decidimos rebelarnos con todas las consecuencias.

Como no sabíamos adónde ir, acabamos en un antro abarrotado de quinceañeros, unos auténticos niñatos desde nuestros diecinueve años, que estaban muy monos con sus pelos largos a crenchas y raya al lado. Dos «niñas mayores descontroladas» suelen ser un reclamo irresistible para cualquier *lolito*. Para nosotras este término nabokoviano nació a la mañana siguiente, cuando por teléfono juramos que nunca más volveríamos a beber. El mío me llegaba más o menos por la cintura y el de Cate ya había terminado de crecer. El caso es que estaban empeñados en acompañarnos a casa, algo que a nosotras ni se nos pasaba por la cabeza.

Por fin decidimos marcharnos. Salimos a la calle tambaleándonos y luchando contra aquellos dos chipirones (eran demasiado pequeños para ser pulpos), que, fantasiosos, querían seducirnos con descaradas tretas de galanes de pacotilla y acompañarnos a nuestros anhelados lechos. Prefiero que los desconocidos, de entrada, intenten meterme mano a que, en plan romántico, me abracen cogiéndome por la cintura michelinosa. Estábamos tratando de zafarnos de su acoso cuando, en nuestra huida precipitada, chocamos con dos señoras altísimas que parecían muy indignadas y enfadadas. Empezaron a increparnos.

—¡¡Putas!!

Las dos encolerizadas valquirias eran las incautas madres de los *lolitos*, que habían ido a recoger a sus —según creían ellas— inocentes hijos.

—Javier, Borja, ¿qué hacéis con estas dos..., dos... gordas degeneradas?

Su reacción no era de extrañar. Esa noche Cate y yo parecíamos adultas y experimentadas.

—Cállese, vieja bruja —le espeté yo muy digna, sin apearme del tratamiento respetuoso habitual, pese a que el insulto me había sentado peor que una patada en el hígado—, que nosotras nos vamos a nuestra casa. ¡Son sus hijos los que están salidos!

Empezaron a regurgitar insultos y palabras de indignación, e incluso nos quisieron pegar con el bolso como si fuésemos el Vaquilla (voy a ahorrarme el chiste fácil). También nos amenazaron con denunciarnos al defensor del menor. Huimos aterradas ante sus vociferaciones y por el temor a que en medio de aquel escándalo nos viese algún conocido. Nos lanzamos encima del parabrisas de un taxi fuera de servicio que pasaba por allí. Prometimos pagarle el triple de lo que marcase el taxímetro si nos llevaba a casa.

Al día siguiente, cuando me levanté, me encontraba fatal. Le dije a Sebastián que tenía gripe y no podía hacer el examen. En cuanto logré librarme de él, llamé a Cate. Le recordé todo lo sucedido la noche anterior. Mi camarada de rebeldía sólo reaccionó mostrando su preocupación por el descalabro del régimen.

—Pero nos saltamos el régimen ¿sí o no?

La desilusioné.

—Sí, y mucho, además.

Le conté lo de la tarta, el orujo y las tónicas no *light*, por si su dolor de cabeza aún no le había delatado la cantidad de alcohol que había ingerido. Una vez que la autoridad del régimen se desmorona, llega el momento de llamar a la revolución.

—Bueno, pues aprovechamos la racha y nos comemos unos hidratos de carbono. Me lo pide el cuerpo. A mí me apetece una hamburguesa tanto como respirar.

«El problema de estos regímenes sin límite de cantidad es que acostumbramos al estómago a saciarse sólo tras ingerir enormes cantidades de comida, de modo que, al comer alimentos prohibidos, reclama la misma cantidad que de alimentos permitidos».

¡Sí! Me había leído la mente. Cuanto más artificial y horrible, mejor. Me comí dos hamburguesas con queso. El problema de estos regímenes sin límite de cantidad es que acostumbramos al estómago a saciarse sólo tras ingerir enormes cantidades de comida, de modo que, al comer alimentos prohibidos, reclama la misma cantidad que de alimentos permitidos. Complaciéndole, multiplicamos el efecto engordante de la comida vedada.

El lunes, lanar y sumisa, aparecí en la consulta, con mis vasitos de flujos para los análisis como único argumento. Traté de inventar alguna excusa para eludir el doloroso trance de pesarme, pero el doctor Stuart, indiferente a mi dolor, me obligó a subirme a la humillante báscula, el aparato de justicia dietética. Culpable de traición. Había recuperado parte del peso adelgazado. El doctor Stuart no dijo nada, sólo sentenció:

—¡Vaya, te pusiste *pansona*!

Pansona me pareció mucho más denigrante que *boluda*. Me dio tanta vergüenza que ya no pude volver a mirarle a la cara.

Los regímenes totalitarios siempre fallan por el mismo motivo: el exceso de autoritarismo y el estricto control de la vida provocan una revolución interna. Es como si de repente el cuerpo se negase a seguir los dictados de la dieta, y de una total sumisión se pasa a una Revolución de Octubre. Se propicia un golpe de Estado y se violan todas las reglas básicas y principios que durante la dictadura dietética habían regido el orden del cuerpo. Nos instalamos en un estado de ansiedad y entonces el toque de queda y la vuelta a las imposiciones hacen que comamos como si fuese la última vez. Nos vengamos y no nos detenemos ante ningún precinto ni envoltorio. Da igual veinticinco que veinticinco mil calorías. Todo vale para saciar nuestros instintos. Quemamos todo lo que ensalzaba el régimen y optamos por enaltecer lo prohibido.

Entronizamos los cruasanes y relegamos la lechuga al olvido. La libertad guía al pueblo por caminos equivocados. Los totalitarismos dietéticos siempre culminan en revolución. Por otro lado, según un estudio del Instituto Tecnológico de Massachussets, los regímenes que limitan el consumo de hidratos de consumo provocan depresión. Los carbohidratos son productores naturales de serotonina, un agente químico natural que regula las emociones cuya ausencia puede avocar al seguidor del régimen a un estado depresivo. No me extraña que tuviese que refugiarme en el alcohol...

La Unión Dietética:
mi novio y mi mejor amiga

Aparte de Cristina, en la universidad conocí a otras dos amigas: Blanca y Cándida. Blanca era guapa y muy delgada, simpática, pero muy callada. Quizá fuese esta la razón por la que la conocí más tarde. Para su desgracia, al igual que había sucedido con Mariana, a medida que nuestra amistad se fue estrechando y consolidando, su cuerpo se fue ensanchando y solidificando. Y ahora dice lucir unos glúteos contundentes en lugar de nalgas raquíticas.

Normalmente el Komintern dietético manda una pequeña avanzadilla para sopesar las posibilidades de conseguir nuevas adhesiones para la dictadura del régimen.

Cándida era también muy hermosa, neutra, serena. Tenía un cuerpo maravilloso, flexible y fibroso. Quizá no fuese tan grácil como el de Cristina, pero tenía mucha más contundencia y carnalidad. Antes de que nos presentasen, ya había estado fantaseando con la idea de un pequeño e indoloro trasplante de cabeza con aquella desconocida. Su expresión transmitía ese aire bobalicón que tienen las personas con un rostro demasiado perfecto. Mera ilusión, pues Cándida hacía gala de un incisivo sentido del humor, a veces, en mi opinión, cruel en extremo. Era sabia y culta. Discutíamos sobre arte, música, política..., conversaciones en las antípodas del embeleso escatológico de los Delgados Unidos... Creí que en ella había encontrado a mi aliada preferencial, pero me equivoqué. Entonces, no sabía apreciar muchas cosas...

Mi paladar vital era basto y áspero, y pensé que Cándida era mi alma gemela. Cristina y Blanca tenían por aquel entonces sendos novios, o, mejor dicho, estrechas relaciones diplomáticas, por lo que

Cándida y yo nos hicimos más o menos inseparables. Estábamos siempre juntas. Compartíamos tardes y aficiones. Lo hacíamos todo al unísono: comer, ir a la universidad, salir... Cada media hora nos llamábamos por teléfono para contarnos las novedades acaecidas en nuestras vidas en tan breve periodo de tiempo.

Como la Unión Soviética, la Unión Dietética también pretende extender el totalitarismo dietético a todos los cuerpos. Los agentes de la Unión, sus comisarios políticos, se infiltran entre los elementos decisorios de la nación y entonces se asesta el primer golpe de Estado. Esta avanzadilla encuentra su punto de apoyo en una serie de engranajes propagandísticos, que van desde los anuncios de moda hasta el cine, pasando por los intelectuales y los falsos aliados. Cándida, mala, fue mi agente doble.

«Como la Unión Soviética, la Unión Dietética también pretende extender el totalitarismo dietético a todos los cuerpos».

Mi relación con Cándida era un tanto particular, casi diría que enfermiza, simbiótica, a veces parasitaria.

Las entidades individuales suelen recelar de los comisarios dietéticos. Y yo desconfié de Cándida. Intuía que su sereno rostro griego escondía algo maligno y tenebroso. No puedo decir que yo sea precisamente una santa —de hecho, soy de las que pienso que criticar une mucho—, pero Cándida no sólo criticaba, sino que masacraba. Cualquiera podía ser víctima de su desprecio estético. Una vestimenta inadecuada, unas cejas excesivamente pobladas o simplemente la inevitable fealdad eran resortes que hacían saltar su mecanismo de crueldad gratuita e innata. Cándida era una darvinista total.

Por supuesto, la gordura tampoco entraba dentro de sus dracnianos cánones evolucionistas de selección natural social. Siempre decía que yo era muy guapa, pero que, por supuesto, me sobraban algunos kilos. Sus comentarios me acomplejaban mucho y ella lo sabía, pero le gustaba considerarlo como la típica pulla permisible entre amigas.

En Cándida encontré una digna sucesora de mi madre en la imposición de la represión dietética. Un nuevo sátrapa. Una cacique. Como la mayoría de las personas delgadas, Cándida conservaba su escultural cuerpo a base de tremendos sacrificios. Era disciplinada, asténica, ascética y cruel. Era Joseph Stalin. Cada día, antes de ir a la universidad, un entrenador personal se presentaba en su casa y juntos hacían una hora y media de extenuante ejercicio. Tampoco comía demasiado. Siempre pedía una ensalada con soja y tofu, y nada de carne, sólo atún al natural en lata y *sashimi*. Me daba vergüenza comer delante de ella. Sabía que, para Cándida, cada uno de mis bocados significaba una derrota, una traición a la perfección, y por ello merecía una continua sentencia reprobatoria:

—Pero ¿de verdad puedes comer más?

Continué atiborrándome a escondidas.

La belleza de Cándida era apabullante. Caminaba como si la tierra se abriese bajo su taconeo rítmico y constante. Vestía siempre muy ajustada, tan ceñida que cualquier persona que mirase con atención por debajo de su cintura podía imaginar sin demasiada dificultad su más impúdica desnudez.

Ir de compras con ella resultaba una experiencia bastante desagradable. Me solía abrir la puerta del probador justo en el preciso instante en el que me daba cuenta de que los vaqueros que me estaba probando nunca me pasarían de la cadera y tenía toda la carne rebosando por la cintura, como un barquillo desbordante de helado italiano. Como temía que Cándida se enterase de mi talla —la cuarenta y cuatro— y me convirtiese en el blanco de sus críticas, acababa escogiendo prendas que era matemática y físicamente imposible que me cupiesen. Entonces, cuando me probaba aquella ropa represora, mi ridículo aumentaba considerablemente. Al final opté por ir de compras sola. No obstante, si por obligación lo hacía acompañada de Cándida, cogía los trapos que me gustaban al azar, sin fijarme demasiado en la talla y, por supuesto, sin probármelos. Pagaba y en cuanto llegaba a casa me probaba la ropa. Cuando me estaba pequeña, me daba una vergüenza tremenda volver a la tienda para cambiarla, así que pasaba a engrosar mi colección de ropa reto, esto es, ropa que compro sabiendo que no es de mi talla, pero que, pese a esta inconveniencia, conservo pensando en un posterior adelgazamiento. Lo cierto es que supone un aliciente bastante cicatero para perder peso. A lo largo de aquellos años, llegué a atesorar un desafiante ajuar, que, por cierto, ahora sí utilizo.

> «Como temía que Cándida se enterase de mi talla —la cuarenta y cuatro— y me convirtiese en el blanco de sus cítricas, acababa escogiendo prendas que era matemática y físicamente imposible que me cupiesen».

Los padres de Cándida eran inmensamente ricos. Durante casi cinco años habían vivido separados compitiendo por mimar a su hija y convirtiéndola en una criatura déspota y dominante. El padre era el típico inmobiliario triunfador con mil amantes y la madre encajaba perfectamente en la definición de *superficial*; un día le daba por el budismo y el zen y al día siguiente se apuntaba a unas clases de cábala impartidas por un supuesto gurú de Madonna.

Cándida era lista y hábil para la vida. Moderna y urbana —odiaba el campo—, también era divertidísima. Y, pese a que lo tenía todo, belleza, inteligencia, cultura..., sufría de cierto complejo de advenediza y anhelaba sobremanera reivindicarse económica y socialmente, lo cual le costaba las antipatías de mucha gente. Mis amigas la miraban con desconfianza, cosa que yo reprochaba a Carlota en calidad de presidenta de Delgados Unidos. Sólo conseguí que hiciesen vagos esfuerzos que Cándida interpretó como indiferencia. Por otra parte, era normal que la Unión Dietética se llevase mal y compitiese en influencia con Delgados Unidos. Por mi parte, intentaba estar más cerca de Cándida para apaciguar sus despotismos. Era bastante gracioso que el dechado de perfecciones encarnado por esta mujer tuviese que ser sustentado por una persona tan insegura como yo.

«Por otra parte, era normal que la Unión Dietética se llevase mal y compitiese en influencia con Delgados Unidos».

No quiero demonizar a Cándida. Sólo fue un claro ejemplo de alianza errónea en política exterior. En vez de acercarme a personas más parecidas a mí, en cuanto a educación, creencias y principios, como Delgados Unidos, me empeñé, por un absurdo esnobismo intelectual —ahora lo comprendo—, en fortalecer los débiles lazos que me unían a alguien que, como Cándida, no compartía ninguna de mis aficiones ni desvelos. Era una alianza equivocada que pronto produciría un choque de civilizaciones.

Debo reconocer, además, que estaba harta de la actitud, un tanto despótica, de mis amigas de Jerez, que, imperialistas, se creían las dueñas del mundo. Había que favorecer la creación de un contrapeso. Pensé que era necesario equilibrar la balanza de la política exterior para evitar que se cometiesen abusos y la unilateralidad del poder. Me equivoqué.

También cometí otro tremendo error en mis relaciones internacionales: establecer una alianza con una civilización totalmente opuesta. Javier era lo que en aquella época se esperaba de mí. Lo conocí en una de mis salidas nocturnas con Cate, que, por supuesto, seguía siendo mi fiel camarada en la secreta lucha contra la obesidad. Como siempre, después de cenar, con las consabidas botellas de vino, acabamos bailando en algún sitio de moda.

Lugares entre lo alternativo y lo turístico, donde se reunían los productos más homogéneos de la sociedad —en efecto, todos iguales—: góticos, falsos bohemios, universitarios venidos de provincias, extranjeros, pijos...

Javier era muy alto y delgado, espigado. Provenía de una familia convencional y muy adinerada, pero le gustaba renegar de ésta desde la comodidad —según él— burguesa. Tenía el pelo corto, castaño y lacio. En seguida me cautivó. ¿Era guapo? Ahora, cuando trato de reconstruir sus rasgos, me parece repulsivo, pero en mi pueril imaginación, producto de cierta inocencia social y de la rebeldía propia de la edad, me parecía un conglomerado definitivo de intelectualidad, elegancia y sofisticación. Tenía unas manos preciosas; finas, alargadas y verdosas; venosas; fascinantes y facinerosas.

Hasta ahora no he hablado de novios ni romances. La razón se halla en la aplicación de una política similar a la del régimen: tenía estrictamente prohibido tener novio.

En Javier había visto la luz, y estaba deslumbrada por su aire entre lo mundano y lo profundo, por su aparente intelectualidad y refinamiento, por la altura de sus hombros. Me gustaba que fuese tan diferente a los novios de mis amigas. Que no llevase camisa, sino jersey de cuello vuelto negro, incluso en verano, cuando en Madrid las temperaturas no bajan de los cuarenta grados. Me gustaba que fuese tan culturera, bohemio y políglota... Y sus manos.

No me llevaba de compras, sino a manifestaciones contra la derecha, a reivindicaciones de homosexuales («¡Rouco Varela, vete a Compostela!») y en contra de la Ley de Calidad de la Enseñanza, gritando «¡Pilar del Castillo, hija del caudillo!». Con Javier conocí un Retiro abarrotado y bullicioso, que barruntaba tambores y litronas. Me descubrió a Bjork, la moderna Farinelli, y a Lars von Trier. De hecho, fui a ver *Bailando en la oscuridad*[4] pensando que sería un musical muy optimista.

---

4. Película dirigida por Lars von Trier imprescindible para ser considerado intelectual.

Cuando conocí a Javier, pensé que finalmente había dado con mi alma gemela. Parapetaba mi inseguridad tras un escudo de rebeldía. Me gustaba aparentar rarezas y extravagancias. Presumía de provocadora, de libertaria. Renegaba mucho de la familia, de mi educación religiosa, de mis raíces y orígenes, de todo lo que pensaba que estaba establecido. Javier, con su inmensa ansia de paz, renegaba de la política. No votaba. Estudiaba Filología Inglesa y hablaba sobre la psicología de Jung y el cine de Kurosawa. Vestía con un cuidado desaliño y lucía una esmirriada pelusa facial que no llegaba a ser barba cabría y siempre, perennes, unas minúsculas gafitas de montura al aire que yo interpretaba como el epítome de la intelectualidad y que le daban cierto aire de simpático despiste.

Creí que su rebeldía era valiente y diferente. Comprometida. Definitiva. No imaginaba que sus valores eran los oficialistas. Me uní a esa sólida amalgama de jóvenes ejemplares, solidarios y comprometidos. Todos iguales. El gris cemento llamado a sustituir los cimientos de Occidente. Pura vanidad inestable, voluble.

Empezamos a salir a finales de mayo. Todo era romántico. Tan cartesiano y al mismo tiempo irracional. Totalmente relativista y superficial. En junio mis padres me mandaron a Estados Unidos a trabajar en una bodega de California para mejorar mi inglés. Me disgusté muchísimo, pues me apetecía quedarme vagueando con mi amado por Madrid, pero acaté la orden. Estuve en Napa Valley durante tres meses. Como sabía que a Javier le gustaba que estuviese flaca —por aquella época lo estaba—, me propuse hacer un régimen drástico y volver con el cuerpo estilizado a los brazos de un embelesado Javier, pero mis propósitos duraron muy poco tiempo. El vino californiano es fuerte, sólido y poderoso..., y necesita una buena base alimenticia. En aquellas semanas me dediqué a escribir correosos correos electrónicos a Javier jurándole eterna devoción y firmeza de propósitos y glúteos, aunque, en realidad, hipócritamente, me dedicaba a disfrutar de la gastronomía californiana. Javier, por su parte, me contestaba con empalagosos panegíricos. Le encantaba intercalar metáforas amorosas y cursilerías del tipo «tu fina cintura de junco».

En septiembre, con mi gruesa cintura de tubería, llegué a Madrid. Dejé las maletas en casa y me apresuré a llamar a Javier. Acudió presto a mis brazos. Le encontré muy guapo y desmadejado. Le pregunté cómo estaba. Me contestó, con el entrecejo fruncido y los ojos contrariados, amusgados:

—Bien... ¿Cómo estás tú?

—*Quite happy, by the way* —le respondí haciendo gala de mis progresos en la lengua de Noah Chomsky, su autor reverenciado—. ¿Cómo me encuentras tú?

—Más gorda, la verdad.

¡Vaya recibimiento! Hubiera preferido mil veces que me hubiera acusado de haberle sido infiel. Metí tanto la tripa que mis nalgas se tornearon turgentemente mulatas. Me quedé un poco cortada, muy traumatizada en realidad. No supe qué decir. Saqué fuerzas de flaqueza —nunca mejor dicho— para preguntar:

—¿Y eso que quiere decir?

—Nada —respondió él muy ufano—, que disfruto más chupando los huesos que comiéndome la carne.

En un principio pensé que me estaba proponiendo algún tipo de práctica retorcida, pero pronto comprendí lo que quería decir: había engordado y, en consecuencia, ya no quería saber nada de mí. Me desplomé anímicamente. Javier percibió mi debilidad. Me dio un ultimátum para que me rindiese.

> «(...) había engordado y, en consecuencia, ya no quería saber nada de mí. Me desplomé anímicamente».

Caminando hacia casa, mi mente se emponzoñó de remordimientos y contradicciones. Decidí hacer un acto de contrición y fustigarme. Recapitulé sobre lo que había comido —y dejado de comer— durante mi estancia en Napa. Javier tenía razón. Había cometido muchos desmanes alimenticios. Incluso mi madre me lo había dicho:

—¡Hija, pero si el sobrepeso del equipaje te lo has traído tú encima!

Sentencié. De acuerdo, había engordado algunos kilos, pero nada que no pudiesen solucionar unas cuantas semanas de régimen estricto. El aliado que yo había escogido así me lo exigía. Tenía que formar parte de la Unión Dietética como fuese. El régimen debía imponerse con todas sus consecuencias. Fui a hablar con Cándida y le pedí su opinión. Aunque todavía no conocía a Javier, se apresuró a respaldar la solución dietética: debía adelgazar drásticamente.

No me daba cuenta, pero había cometido una equivocación terrible: había elegido como aliadas a dos personas totalmente opuestas a mí. Aunque aparentemente nos parecíamos —no en vano los tres formábamos parte del mismo escenario global—, las diferencias de educación, mentalidad, principios y valores saltaban a la vista. Había sido una incauta. Les había regalado dos escaños de mi consejo de seguridad y ahora se oponían a mi decisión de derribar un régimen dictatorial, en nombre de no sé qué programa. Quizás aceptación por alimentos. Erigí un telón de acero en mi boca. Ningún alimento debía traspasarlo. Podría haberme aproximado a mis otras amigas, pero no lo hice, preferí acercarme a quien quería destruirme. Por culpa de mi esnobismo intelectual me vi atrapada en una espiral de violencia que no sólo rompió la estabilidad del Estado, sino que también me abocó a la dictadura y al terrorismo dietista. Perdí mi independencia, mi derecho de autodeterminación.

«Erigí un telón de acero en mi boca. Ningún alimento debía traspasarlo. Podría haberme aproximado a mis otras amigas, pero no lo hice, preferí acercarme a quien quería destruirme».

Terrorismo dietético: la bulimia

El logro de objetivos mediante el uso de la violencia y el terror es una definición de terrorismo. Mis primeras acciones terroristas fueron leves. Yo las consideraba altercados sin importancia, faltas menores. Posteriormente los atentados aumentaron en fuerza e intensidad. Al principio mi cuerpo respondía con firmeza, pero cuando los atentados fueron más intensos y frecuentes, la nación, que era demasiado débil, claudicó, cansada de luchar.

El terrorismo dietético presenta diferentes formas, las más radicales y crueles de las cuales son la anorexia y la bulimia. No creo que sea conveniente en estas páginas profundizar ni realizar un estudio exhaustivo sobre estos dos trastornos alimenticios, o, mejor dicho, pandemias (no en vano afectan a alrededor del 1% de la población mundial); ya existen suficientes tratados mejor documentados que las escuetas líneas que yo podría aportar.

Mi relato procede de la experiencia, de una pesadilla que, teñida de rojo, se repetía cada vez que comía y, caleidoscópicamente, vomitaba, y volvía a comer. Por eso, tampoco cediendo al chantaje terrorista logré la paz, es decir, adelgazar.

> «Mi relato procede de la experiencia, de una pesadilla que, teñida de rojo, se repetía cada vez que comía y, caleidoscópicamente, vomitaba, y volvía a comer. Por eso, tampoco cediendo al chantaje terrorista logré la paz, es decir, adelgazar».

La anorexia está más dignificada que la bulimia, se considera más elegante y sofisticada, dado que la bulimia implica acciones asquerosas, malolientes y putrefactas. Pese a que lo intenté con todas mis fuerzas, nunca fui lo suficientemente fuerte —o débil— para ser anoréxica.

Antes de recurrir al terrorismo cometí algunas barbaridades. Hubiese sido capaz de hacer cualquier cosa para ganarme la aprobación de la Unión Dietética (Javier y Cándida). Decidí ir al campo en busca de tranquilidad y reflexión. Mi hermano Martín, el hijo prodigio, llegaba de París. Habría comidas, cenas, celebraciones: una horrible perspectiva. En el campo me sentía segura, protegida. No imaginaba que los tentáculos de la Unión Dietética fuesen tan largos y sibilinos como para llegar hasta allí. Me sentía como Trotsky huyendo de Stalin y refugiándose en México; por supuesto, a Trotsky lo encontraron y lo asesinaron.

Huelga decir que Cándida contó con la colaboración de una de las facciones más influyentes del régimen: mi familia. Cándida me mandó un fax. Asunto: «La sopa sueca del hospital Suecia». Supe de su existencia cuando mi padre llegó lleno de júbilo al salón. Entre sus dedos húmedos, dejaba entrever un misterioso papel que había arrugado, preso como estaba de una emoción incontrolada. Sin duda, traía buenas noticias. Lo miramos con impaciencia. Nos alargó el papel y con la voz entrecortada por el alborozo dijo:

—Tomad. Leed esto.

Mi madre se lo arrebató secamente de las manos y comenzó a leer en alto.

—«La sopa sueca del hospital Suecia» —chasqueó la lengua y añadió—, pero ¿esto qué es?

—Sigue leyendo, es fenomenal. Lee tú mejor —me alargó el papel—. Bueno, en realidad, tu amiga Cándida lo ha mandado para ti.

Miré aquel papel con suspicacia, pero, ante la impaciencia de mi familia, no pude sino complacerles. Procedí a la lectura del misterioso documento. Frente a mí se hallaba una audiencia que bebía mis palabras con avidez, como si se tratase de un indulto para un condenado a muerte. Las mayúsculas y exclamaciones están transcritas del original:

—«La sopa sueca del hospital Suecia. El reputado hospital Suecia es el mejor hospital especializado en problemas cardiovasculares de Suecia. ¿De qué otro país si no? Hace unos años el célebre doctor Hirshenbräder creó LA DIETA MILAGROSA DE LA SOPA SUECA DEL HOSPITAL SUECIA para reducir la cantidad de grasa presente en los cuerpos de sus pacientes, antes de intervenirles a corazón abierto. Durante siete días los pacientes que seguían esta rigurosa y segura dieta conseguían reducir de cuatro a siete kilos. ¡¡Un auténtico milagro!!». Oye, papá, esto a mí me parece un fraude. El doctor, ese Hirshe..., como se diga, yo creo que se lo han inventado. Además, la redacción es muy sospechosa.

—Calla y sigue.

—«Receta de la milagrosa sopa sueca del hospital Suecia. Seis cebollas grandes. Dos chiles verdes. Dos latas grandes de tomate. Un ramillete de apio. Un repollo grande. Sal y pimienta al gusto. Esta es una dieta ideal para esas emergencias en que deseamos lucir delgadas en un dos por tres. Antes de estas fiestas navideñas es tal vez una buena idea perder esos kilos de más para que, cuando comamos esas deliciosas cenas, no quedemos más gruesas de lo que nos gusta lucir».[5]

La posibilidad de adelgazar siete kilos en una semana enmascaró las duras condiciones del régimen y el trauma de ver el adjetivo *gruesas* (un tabú) escrito. Después del discurso de bienvenida de Javier, había decidido ponerme manos a la obra en la elaboración de un plan, no quinquenal, sino de una semana, que me permitiese cumplir mis objetivos: mejorar las infraestructuras y la reducción de la industria pesada lo más rápidamente posible. Debía adelgazar, y no me importaban las draconianas premisas exigidas para lograrlo. Tampoco me preocupaban los costes que podía acarrear a la nación, es decir, a mi cuerpo. Fue un auténtico *salto adelante*.

> «La posibilidad de adelgazar siete kilos en una semana enmascaró las duras condiciones del régimen (...)».

Corrí a entregarle el fax a Angelita, que mandó comprar los ingredientes y se armó con la batidora industrial, de dos caballos, para preparar un océano de sopa sueca. Llamé a Javier y le dije que, en lugar de volver a Madrid el domingo, lo haría al cabo de una semana; así tendría tiempo suficiente para adelgazar.

Obviamente olvidé leer la letra pequeña. En mi mente sólo estaban presentes los siete kilos que pronto quedarían relegados al pasado. Me metí en la cama y me imaginé en la playa con Javier. Corría y saltaba en biquini, sin que se me descolocase una sola

---

5. Hay que advertir que algunos de los «kilos de más» que se eliminan corresponden solamente a agua, por lo que se recuperan fácilmente con sólo tomar líquido.

molécula de carne de mi cuerpo. Era una estatua. Fibrosa, huesuda, muy delgada. Javier me cogía en brazos y, en lugar de desmoronarse bajo mi peso, giraba sobre sí mismo mientras ambos reíamos como si estuviésemos en un pastelón romántico.

Diario de una semana en el infierno

Primer día

Se come sopa, cualquier fruta que no sea plátano en la cantidad que se desee y algún té sin azúcar o zumo de arándanos.

«Desayuno melón. A media mañana tomo el primer tazón de sopa. Angelita se solidariza conmigo y se autoimpone el régimen. Comentamos que la sopa está bastante buena. Hasta ese momento no me encuentro nada débil, me siento ilusionada y voluntariosa, delgada y ligera cual pluma (en efecto, nuevamente estoy sufriendo un adelgazamiento psicosomático). La sopa es milagrosa. A la hora de la comida ingiero otros dos tazones de sopa y unos siete vasos de agua, además de un zumo de doce naranjas. Estoy llena. Deben de ser las siete de la tarde cuando, después de mirar el reloj unas mil veces, me doy cuenta de que el tiempo no transcurre. Parece que nunca va a llegar la hora de la cena. Me pongo muy nerviosa y hago que mi cuerpo, fofo y yermo, camine por el campo baldío y amarillento. Es el final de verano y el calor de La Mancha es insoportable, taladrante, espeso. La gravidez y densidad del aire hacen que el día parezca eterno. El sol es un gong gigantesco y deslumbrante. El cielo de La Mancha es infinito. Creo tener visiones oníricas de duelos y quebrantos,[6] y decido volver a casa a las once de la noche. Me lanzo con ilusión infantil y ansia sobre mi sopa. Entonces me encuentro a Angelita, mi ex aliada, traicionando la causa y deglutiendo impúdicamente unos huevos fritos con chorizo y pan. Me indigna su ubérrima pitanza y decido ir a cenar al comedor, donde mis padres y hermanos están haciendo lo propio con un cremoso chuletón. Me imbuyo en mi rencor rabioso, devorando con vehemencia violenta

---

6. Plato tradicional manchego elaborado con panceta y casquería: una bomba digestiva.

la sopa. Varios tazones más tarde y con la tripa hinchada como un tambor, me voy a acostar. Antes de meterme en la cama paso una media hora en el cuarto de baño tratando de eliminar todos los líquidos ingeridos».

Segundo día

Se come sopa y todo tipo de verduras de hojas verdes, exceptuando las vainas y los guisantes. En la cena puede agregarse una patata asada. No se puede tomar fruta.

«Me levanto muerta de hambre. Cuando me doy cuenta de que no empezaré el día con mis tostadas con aceite, me entra una crisis existencial tremenda.

»¿Quién soy? ¿Por qué yo? ¡Qué ganas tengo de llegar a la menopausia... o, mejor, a la edad en que no le tenga que gustar a mi marido (o sea, a Javier)! ¡Maldita Viagra, que ha robado la tranquilidad a la madurez de la mujer! Al final consigo mentalizarme de que lo primero que va a entrar en mi estómago hueco es la sopa sueca y me levanto apesadumbrada.

»La primera ración no está tan mal. Me armo con un manojo de zanahorias y por primera vez en mi vida decido ocuparme de mis insoportables sobrinos y sus punzantes chillidos. Todo sea por no tener delante la paella que están preparando en la cocina. No puedo evitar odiar a mi familia mientras comen con devoción patriótica nuestro plato nacional, que para más inri está aderezado con pollo deshuesado y langostinos pelados. Nada de trabajo. Sólo tragar. ¡Vaya semana he elegido para ponerme a régimen!

«(...) el tiempo es relativo, es inversamente proporcional a la cantidad de alimentos permitidos en la dieta».

»El día transcurre con bastante normalidad. He resuelto cincuenta *sudokus*. Albert Einstein tenía razón: el tiempo es relativo, es inversamente proporcional a la cantidad de alimentos permitidos en la dieta.

»Y hoy, sin comida, el día es de nuevo eterno, interminable. Cuando llega la cena, la patata asada me hace sentir que he alcanzado la gloria».

Tercer día

Se come sopa y las mismas frutas y verduras de los días anteriores, excepto la patata asada.

«No he conseguido dormir nada. Cada hora me he levantado al cuarto de baño. La necesidad de beber agua para aplacar el hambre me ha poseído. Me golpeo el estómago. Mi tripa vacía se hincha con judías verdes y acelgas herbosas y hebrosas, casi alfalfa. Me siento como un rumiante. La sopa empieza a darme asco. Sueño con ella. Me da la sensación de que su olor ha penetrado en mis poros y de que, por mucho que me duche, no voy a desprenderme nunca de su olor a cebolla y tomate de lata hervido».

Cuarto día

Únicamente se toma sopa, plátano y leche descremada.

«Hoy he ido veintisiete veces al baño. Me he vuelto una loca compulsiva y bebo sopa como si fuese agua, tratando de no saborearla. Preparo varios batidos de plátano. Es entretenido y laborioso. Me doy cuenta de que, desde que tengo conciencia, no había probado la leche ni los plátanos. También me repugna.

»Me siento como en el chiste del plátano pero al revés. El chiste va de dos romanos que organizan una orgía gastronómica. De repente, uno no puede más y el otro le aconseja que se meta los dedos para vomitar. El otro responde: "Si me cupiesen los dedos, me comería un plátano". A mí me pasa lo contrario: después de los plátanos, me cabe una orgía gastronómica. También pienso que durante la hambruna que provocó el gran salto adelante los chinos comían el cuero de los cinturones y las cortezas de los árboles. Me relamo pensando en la dulce corteza del fresno del río y en las crujientes vainas de los algarrobos. En mis pensamientos bucólicos recuerdo con realismo lo que se ha gastado mi madre en dentistas para arreglarme la boca. Me como el séptimo plátano como si fuese un faquir y un pedazo se me queda atorado en la garganta. Espasmo de glotis. Me da la sensación de que mi cuerpo ya no admite tanta liberalidad. Me duermo escuchando una sinfonía de borborigmos».

Quinto día

Se come sopa al menos dos veces y 125-250 gramos de carne de res, acompañada con una lata mediana de tomate o seis tomates naturales y frescos. Es importantísimo beber de 6 a 8 vasos de agua.

«¡Carne! ¡Carne! ¡Albricias, existe el sólido! La carne me sabe a gloria, pero la felicidad dura tan sólo 250 gramos. Me parece haber recibido los filetes de los mismos cuervos que alimentaron al profeta Elías en el desierto cuando estaba perseguido por Jezabel, su Cándida particular. De noche, con el enésimo tazón de sopa sueca, me tomo dos orfidales de postre. Llevo tres días insomne».

Sexto día

Como mínimo debe comerse un plato de sopa y, en la cantidad deseada, carne y verdura, excepto patatas.

«Este día es una maravilla. He dormido dieciséis horas. La jornada es corta y todo sabe bien. Lo de la patata me da igual. Me peso: ¡siete kilos menos! Me siento tan feliz que me paso la noche probándome ropa "reto" surrealista y con la que hasta este momento era imposible que me pudiese vestir. Prefiero no comer, ni siquiera sopa. Antes tomaría más somníferos».

Séptimo día

Se toma sopa, arroz integral y zumos de fruta y verdura.

«Sigo odiando la sopa. La odio tanto como a Cándida, a mi familia y al mundo en general. Me acerco a la cocina y huelo el humo de la vibrante olla exprés donde está hirviendo mi desgraciado destino. He **«Me siento mustia y angustiada, un cadáver viviente, pero delgada y, por lo tanto, feliz».** olvidado los otros sabores. Me siento mustia y angustiada, un cadáver viviente, pero delgada y, por tanto, feliz. En los dos últimos días mis papilas gustativas han sido incapaces de tolerar la sopa. El día vuelve a transcurrir lento y cansino. El calor es sofocante, pero ya no tengo agua en el cuerpo para sudar. Estoy seca, deshidratada y polvorienta. Yerma.

»La esponjosidad de mis pulmones destila soflamas de impaciencia rabiosa. Estoy nerviosa y no puedo parar de moverme. Son las cuatro de la tarde. Sólo puedo imaginar la cara de Javier cuando bese mis mejillas angulosas. Impaciente e inquieta, no aguanto el día entero en el campo y decido marcharme a Madrid para verle. No sé cuánto tiempo podré mantenerme delgada. Soy como un ministro de Economía europeo tratando de cumplir los plazos de Maastrich.

»Quedo con Javier a las siete de la tarde. Está impresionado y, por primera vez desde mi vuelta de Estados Unidos, me abraza con cierto aprecio. Ebriedad mental. Dejo que me coja por la cintura, algo que normalmente no suelo permitirle, pues es la zona predilecta de mis michelines para instalarse y me acompleja que se percate de su existencia. Me propone tomar una copa antes de ir a cenar. Para demostrarle mi determinación y fidelidad a su causa impuesta, le digo que no quiero cenar y que me recoja en casa a las doce. Antes quiero ver a Cándida para proponerle que venga con nosotros. Me apetece presentarles. Además, sé que cenando con ella no correré el riesgo de romper las normas del régimen. Como todas las personas que se mantienen muy delgadas, Cándida apenas come. Acude presta a mi convocatoria. Cuando me ve tan escurrida y cetrina, Cándida, cretina, abre la boca con un asombro delator, casi ordinario:

»—¡Estás increíble! —me espeta una y otra vez escupiéndome lechuga, tofu y brotes de soja. Como siempre, me hace su pregunta habitual, pero por una vez sé que no me avergonzaré de mi respuesta—: Has adelgazado por lo menos cinco kilos. ¿Cuánto pesas?

»Apenas puedo agradecerle los halagos. Tan sólo acierto a pronunciar con un lacónico hilo de voz:

»—57 kilos.

»Me encuentro francamente cansada. Fatal. Intento encaramarme a unos tacones y caminar. Cuando lo logro, tengo la sensación de ser un elefante funambulista haciendo equilibrios sobre un alambre. Siento vértigo. El suelo parece esponjoso y ondulante. Creo que podría llevarlo mejor con otra copa. Me tomo un *whisky* con Coca-Cola *light* y enseguida me siento muchísimo mejor, más segura. Me embuto en los vaqueros más pequeños que tengo. Todo tiene sentido. *Gorda* es por fin un anacronismo. Encojo y encajo en mi ropa reto, la que compro pensando en un posterior adelgazamiento que, hasta hoy, nunca había llegado. Por primera vez me encuentro casi a la altura de la belleza de Cándida, pero, claro, totalmente plana, sin pecho, pechuga o muslos. Gallina asexuada y gris. ¿Qué más da? Soy feliz.

»Antes de salir de casa para entregarme a las sombras de la noche, me tomo otra copa para tratar de aplacar la hambruna que me tiene presa. Estoy bastante borracha. Abajo nos espera Javier.

»¡Por fin! —exclama.

»Le presento a Cándida. Se saludan con dos besos. *Cuop de foudre*. ¿Estoy borracha o he tenido la sensación de que el tiempo se ha detenido cuando han cruzado la mirada? Mi inseguridad me vuelve a encerrar en un sarcófago de costillas, celos y envidia. Después, todo borroso. Sólo recuerdo levemente aquel antro codificado de humo y luces de colores. Brumoso. Brumario. Calima de cigarros fríos y extintor. Estrellas de ascuas candorosas y candentes. Otra copa. Otra copa. Otra copa y todos al suelo. Golpe de Estado. Me desmayo. No he comido casi nada y el alcohol es letal para las instituciones. El gobierno queda cauterizado, desautorizado.

»Resucito al día siguiente en mi casa. Estoy vestida y sola. Aún tengo los pendientes en las orejas y los lóbulos descerrajados. Hace mucho calor. Tengo la garganta seca y el estómago desgarrado. Noto la oquedad física y mental. Me faltan valor y fuelle. Sudo alcohol y certezas.

»Necesito comer para aplacar este vacío desgarrador. Me preparo un *english breakfast* con sus *eggs*, *beans*, *sausages* y hasta patatas fritas. Comer me tranquiliza. Entonces pienso que he sido dramática. Admito que he visto demasiadas películas (sobre todo, culebrones latinoamericanos) y he leído demasiados libros. Trato de convencerme de que lo de la mejor amiga con el novio no debe ser tan habitual. Llamo a Cándida por teléfono. Me lo coge —respiro tranquila— y, con su voz afilada de la mañana, me dice que estaba preocupada por mí. Se lo agradezco. Halaga a Javier.

«Necesito comer para aplacar este vacío desgarrador».

»—Es encantador y terriblemente atractivo.

»El *english breakfast* se me atraganta. Cuelgo el teléfono. Tengo miedo. Un silencio de granito fascista me tensa el estómago hasta sentir el desgarro de la culpabilidad: no debería haber comido tanto.

»Mantra: Javier me quiere delgada.

»Me voy al cuarto de baño y propicio el primer atentado. Me meto los dedos en la garganta, más allá de la bóveda del paladar, y, tal como he aprendido en una novela, provoco el primer espasmo. Es tan fácil, tan gratificante... La comida regurgitada todavía huele bien. Mi cabeza se hunde en el abismo blanco del retrete. Desde la cima de mi fracaso puedo distinguir a la perfección un disperso bodegón impresionista: salchichas, huevos, judías y patatas fritas. Todo sale en el orden inverso al que ha entrado. No me siento triste ni fracasada. Pienso que no soy tan débil como el resto de las bulímicas. Yo puedo controlarlo.

> «Me voy al cuarto de baño y propicio el primer atentado. Me meto los dedos en la garganta (...). Pienso que no soy tan débil como el resto de las bulímicas. Yo puedo controlarlo».

»Pensé que sería la primera y la última vez. Un Estado de excepción. Pero lo haría cientos, miles de veces. Primero comería y luego vomitaría, para volver a engullir después. No podía permitirme engordar. Si debía competir por Javier, tendría que hacerlo así: sucia y malolientemente.

»Ese día Cándida viene a pasar la tarde conmigo. Me siento fatal por haber pensado mal de ella. Hablamos de tonterías, de música, de libros... Es extraño, pero de repente me doy cuenta de que no quiero compartir mi mundo con ella. Siento como si me estuviese robando una parte de mí misma, como si le estuviese dando ventaja. Apago la música.

»El ácido del vómito hace que me hiervan la boca y las encías. Me deshago. Noto cómo se resquebraja mi alma. El esternón vibra a borbotones, acompasando perfectamente las desbocadas sístoles y diástoles de mi organismo regurgitante. Presiento la catástrofe: el hielo, el glaciar, se romperá bajo mis pies. Puedo oír su desgaje: primero un crujido, luego el estupor del derrumbe.

»Javier, por fin, me llama. Me pregunta qué tal estoy y luego, para acabar de hundirme, me regaña por haberme emborrachado y haber hecho el ridículo delante de sus amigos.

»—Ya sabes —dice impune desde su pedestal—, no hay nada peor que una tía borracha.

»Sentencia típica, pero yo soy tan imbécil que le pido perdón y le explico que todo ha sido por no haber comido lo suficiente; de hecho, nada.

»—La próxima vez comeré más.

»Él sólo me responde que no engorde y me dice que no puede venir a verme, porque tiene mucho que estudiar. Cuelga con un evasivo —insuficiente— adiós. A los pocos minutos Cándida recibe un misterioso mensaje y se va. La comedia se mantiene durante un mes. Javier de repente se encierra a preparar sus exámenes y Cándida y yo continuamos hablando como si nada. No hago preguntas. Presiento una certeza, pero prefiero encerrarme en la cómoda incertidumbre. Mientras, pútrida, como, vomito y vuelvo a comer. Mis esfuerzos para estar delgada se esfuman con cada atracón. Cada deglución es una derrota. Me siento débil y voluble, fracasada. ¿Cómo puedo recuperar la dignidad cuando vomito a cuatro patas, entre olores de lejía y Ajax Pino? No puedo competir con Cándida.

»La bulimia es menos digna que la anorexia. Para ser anoréxica se requiere fuerza de voluntad y compromiso, como para ser terrorista suicida. Las bulímicas somos las cobardes del tiro en la nuca. Ambas igual de destructivas, la anorexia te destruye por fuera y la bulimia lo hace desde dentro traicioneramente.

»Desde que acabé la sopa sueca he engordado nueve kilos. Estoy más gorda que cuando llegué de Estados Unidos.

»Odio mi cuerpo. La nación ha dejado de ser patriota. Un gobierno débil está firmando el armisticio: rendición sin condiciones. Victoria apabullante del terrorismo.

»Entonces llega el naufragio, el del petrolero *Prestige*, el barco de la ruptura. En la televisión veo las olas aceitosas, oleaginosas, sólidas y acrílicas deslizándose majestuosas hacia la orilla. Es un lienzo. Nunca la naturaleza se había acercado tanto al arte. Requieren voluntarios y allí acude la juventud ávida de autojustificación. Javier, por supuesto, también va. Despotrica del gobierno de derechas y habla de solidaridad y justicia. Me quiere decir algo antes de partir. Sé que me quiere dejar. Me quedo en blanco. Sólo le interrogo retóricamente. Conozco bien las respuestas.

»—Ya no me atraes —me dice con frialdad—. Me he dado cuenta de que no eres mi tipo.

»Noto cómo cada una de las fibras que componen el miocardio se separan. Las hebras de mi corazón se destrenzan y no puedo evitar hacer el ridículo. Entonces emito unas fatídicas y humillantes palabras que son lo único que no me puedo tragar:

»—Es porque estoy gorda, ¿verdad?

»Él dice que no, pero luego calla, otorga y cambia de tema:

»—Me voy a limpiar chapapote. Tenemos... Tengo que hacer algo.

»—Cándida también va —le respondo yo.

»Una noticia que, cuando la recibí por la mañana, me había dejado estupefacta. Me cuesta imaginarla abigarrada, con el mono blanco y sus imprescindibles tacones de diez centímetros, saltando por las rocas alquitranadas y pegajosas.

»—Lo sé. Nos vamos juntos. Ya sabes lo que significa.

»No se atreve a decirme más. Pese a que quiero asesinarle, me contento con mantenerme, a duras penas, digna.

»—Bueno, pues que lo paséis muy bien.

»Vuelvo a casa apesadumbrada. Miro mis manos. Percibo el olor a vómito y jugos gástricos. Tengo una herida en la raíz del pulgar. La vida es gris y marrón. El sol es amarillo biliar».

Posteriormente, reflexionando, comencé a indignarme hasta que un volcán de lava incandescente estalló en mi estómago. Decidí pedir ayuda a Delgados Unidos. Patética socarronería.

—Ese, ¡no sé qué coño se creía! Tan solidario, tan amante de la integración y me deja por gorda. Hasta me lo tomo a broma. Le he visto defender los derechos de las ballenas, las focas y los elefantes, y dice que no le gusto por... ¡¡gorda!! Estaba todo el día manifestándose por los derechos de todo el mundo y me deja por esto... ¡Hijo de puta! Y la otra... ¡falsa y felona fulana!

—Guarra putísima —rugieron con furia las Castas.

Por supuesto, aquella tarde me atraqué y vomité. Escribí un mensaje a Javier antes de meterme en la cama para tragarme en silencio mi humillación pública y la amargura de mi vómito. Finalmente decidí no mandarlo y lo borré. Preferí no mostrarme dolida. Me mantendría digna por una vez. Y callé.

Guardé de nuevo mis complejos. Dicen que las aguas estancadas se pudren. Yo me envenené contra el mundo. Primero tracé un plan de venganza poco sutil que, por supuesto, incluía un adelgazamiento masivo como primera acción reivindicativa. Pronto vería a Javier arrepentido por haberme despreciado, arrastrándose e implorándome, pero ya sería demasiado tarde, me decía autocomplaciente. Imaginaba la escena, la veía y sentía tan vívidamente que andando por la calle pronunciaba en voz alta las palabras que dedicaría al quídam cuando de rodillas me pidiese que volviese con él:

—Lo siento. Tú te lo has querido perder.

Incomprensiblemente, me imaginaba emitiendo estas palabras vestida con un traje de neopreno que resaltaría a la perfección mi esbelta silueta.

La Unión Dietética se desintegró cuando yo estaba a punto de franquear la década de los setenta... kilos. Para que me quedase perfecta la metáfora política tendría que haber puesto ochenta y nueve, pero debo mantener la fidelidad a los hechos. Tras la disgregación, la antigua Unión Dietética dejó olvidado en la nación todo un arsenal de armas de destrucción masiva. Había aprendido a meterme los dedos y vomitar. El terrorismo se apresuró a utilizar aquel arsenal para sembrar el terror en la sociedad, en la nación, en mi cuerpo.

Necesitaba seguridad para salir del terror bulímico en el que vivía. Y nada más estable que una férrea dictadura. Me acostaba y me levantaba con la voluntad inquebrantable de empezar cualquier régimen, pero, cuando llegaba la hora de la comida, me atracaba. Cuando a la mitad de la pantagruélica ingesta me sentía culpable, pensaba: «¿Qué más da? Total, voy a vomitarlo todo en cuanto acabe». Y seguía comiendo. Y volvía al cuarto de baño aséptico, ascético y luminoso. Afeada. Aferrada a los asquerosos bordes del retrete, un retrete tan blanco que deslumbraba y purificaba.

Cada vez que me atracaba, cada vez que vomitaba, juraba que sería la última, pero en cada comida un atentado minaba cualquier posibilidad de vivir en paz. Me sentía como el gigante Ticio, condenada a dejarme devorar, roer y corroer los órganos por toda la eternidad.

«Cada vez que me atracaba, cada vez que vomitaba, juraba que sería la última, pero en cada comida un atentado minaba cualquier posibilidad de vivir en paz».

Así continué durante muchos años.

En ocasiones conseguía estar muchas semanas, incluso meses, sin vomitar, pero, en cuanto me asaltaban las inseguridades, cuando el Estado mostraba signos de debilidad, el terrorismo dietético, siempre alerta, me asestaba otro golpe. Y comenzaba de nuevo el círculo de violencia, del que pensé que nunca podría salir. La bulimia nunca me dio una tregua verdadera.

Tenía que arrinconar y declarar la guerra al Estado terrorista que se había hecho dueño y señor del destino de mi cuerpo.

La lucha de clases entre proteínas e hidratos de carbono

La disociación supuso una gran revolución en la historia de los regímenes dietéticos. La pasta, las legumbres, el pan..., verdaderos marginados de los regímenes autoritarios más rancios y tradicionales, exigen su lugar en nuestra sociedad alimenticia. En teoría, en el disocialismo, se pueden comer sin limitaciones todos los alimentos, excepto las grasas, los azúcares y el alcohol. Como su nombre indica, consiste en disociar y no mezclar, bajo ningún concepto, hidratos de carbono y proteínas. Se establece la lucha de clases de alimentos y la dictadura del *protenariado* para cenar; los hidratos de carbono se relegan a la hora de comer.

«Teóricamente, en el disocialismo, se pueden comer sin limitaciones todos los alimentos, excepto las grasas, los azúcares y el alcohol».

Pese a que se nos promete que podremos comer pasta y legumbres, en realidad su consumo está muy limitado por la preparación. Y no es lo mismo comer lentejas cocinadas con aceite, tocino y chorizo que simplemente cocidas con cebolla, sosas y sin verdadera consistencia. Se hacen multitud de promesas, como que se puede comer de todo, pero en realidad la dictadura sigue estando en manos de un grupo muy restringido de alimentos.

Además, el control sobre la vida del individuo aumenta, pues, si bien es relativamente fácil tomar en cualquier casa o restaurante un pescado o una carne a la plancha con lechuga, pedir pasta o legumbres que no estén contaminadas por proteínas, grasas o determinados ingredientes de consumo habitual es prácticamente imposible. Por lo tanto, las jerarquías siguen existiendo y este régimen tampoco acaba de ser efectivo. Por ello lo denomino *utopía disocialista*. Es tan difícil ponerlo en práctica que acaba cayendo por «nuestro» propio peso.

Además, se predispone al individuo a esforzarse poco, ya que el estómago sólo se contenta con ingentes cantidades de comida.

En mi caso, acabé sustituyendo los platos por fuentes titánicas: enormes montañas de espaguetis con torrentes de tomate sin aceite, océanos de callos sin garbanzos y garbanzos sin callos, claro... Ni siquiera parece que se esté siguiendo un régimen.

Durante el tiempo que estuve abducida por la Unión Dietética, Cate se mantuvo a una distancia prudencial, pero después de mi tragicómica ruptura volvió a ocupar un lugar determinante en mi vida y, juntas, reemprendimos la lucha contra el enemigo común: la gordura. La decisión de unirnos al disocialismo fue un tanto inesperada. Estábamos pasando una semana en París, en casa de mi hermano Martín, cuando una mañana Cate recibió un mensaje en el móvil. Rompió a reír. Era de una amiga que nos invitaba a una fiesta de disfraces que estaba organizando en el castillo de su familia en las afueras de la ciudad. El tema: *Titanic*. Le dije a Cate que no me apetecía ir, pero cuando empezó a refunfuñar cambié de idea. Llevaba mucho tiempo sin salir a divertirme. Continuaba muy traumatizada por la historia de Javier y Cándida. Me sentía más humillada que dolida. Evitaba encontrármelos, enfrentarme al eje del mal. No iba a los sitios donde ellos pudiesen estar y, si los veía de lejos, desviaba mi camino. En mi afán masoquista, imaginaba a Cándida y Javier contando su historia común con Mercedes la Gorda, un sobrenombre con el que, megalómana, me autodenominé, siguiendo la tradición de los primeros monarcas europeos.

«Aquella noche en París decidí que no me dejaría vencer sin combatir. Debía seguir adelante, así que al final, a regañadientes, accedí a ir a la fiesta».

Aquella noche en París decidí que no me dejaría vencer sin combatir. Debía seguir adelante, así que al final, a regañadientes, accedí a ir a la fiesta. Empezamos a pensar en cómo íbamos a disfrazarnos. Como no contábamos con demasiados recursos, Cate me arrastró a un supermercado y compró polvos de talco, purpurina, papel de aluminio, unas tijeras de pescado, un rollo de cinta adhesiva y dos cajas de vino barato. Yo la observaba: ladina, con el ceño fruncido, correteaba entre las hileras de productos. ¿Qué pretendía? Decidí preguntárselo.

—Ya está. Vamos a ir vestidas de iceberg —me dijo saltando con excitación y esperando que yo reaccionase como si hubiese descubierto la penicilina.

La miré con terror.

—¡Estás loca!

Le dije que no lo visualizaba y, lo más importante, que no nos imaginaba.

—Déjalo de mi cuenta —respondió muy orgullosa.

Al llegar a casa, sacó las botellas de vino de las cajas. Yo la contemplaba totalmente ajena, en silencio, mientras abría una botella y sacaba dos copas.

—Con el resto de botellas vamos a hacer una sangría —dijo señalando un gigantesco barreño verde que Martín utilizaba para amontonar la ropa sucia—. Algo tenemos que llevar de regalo.

—¿Ahí? ¡Qué asco! —exclamé horrorizada ante el antihigiénico continente—. No sé. ¿No es un poco basto? Quizá deberíamos limpiarlo.

—Hija, somos jóvenes. La mayoría serán estudiantes Erasmus. Además, lo que no mata engorda —replicó ella ufana desde su vagancia extrema.

—Ya sabes, Cate..., prefiero morir... Llevo toda la vida buscando una solitaria como la de María Callas para tragármela.

Estaba tan ensimismada que obvió mi comentario y se puso a cortar fruta y a vaciar botellas de vino. La escena no podía ser más grotesca. Una sátira en plena decadencia bacanal, moderna cornucopia en mano, escanciando vino barato en un barreñazo de plástico verde. Añadió coñac y un sucedáneo francés de gaseosa, y culminó los cincuenta litros de sangría aderezándolos con todas las reservas de sacarina de mi hermano. No podía faltar un recuerdo a la satrapía dietética. A continuación, rompió las dos cajas de cartón y, ante mi estupefacción, las forró con papel de aluminio y celofán; después les hizo tres agujeros para que nos cupiesen la cabeza y los brazos. Cogió una y me la encajó en el cuello.

—¿Has visto? Esta es la base del iceberg. Ahora ponte crema en la cara y espuma en el pelo.

Le hice caso y, acto seguido, me espolvoreó polvos de talco y purpurina. Estaba rebozada, enharinada.

—Toma, ponte esto.

Y me alargó un par de leotardos blancos que había comprado en Galeries Lafayette. Ella hizo lo mismo. Nos miramos en el espejo; en efecto, estábamos muy ridículas, parecíamos esculturas cubistas de Botero. La botella de vino y las sucesivas catas de sangría (nos podía el perfeccionismo) empezaban a hacer efecto. No pudimos evitar reírnos de nuestro reflejo.

—Esta noche triunfamos.

Bajamos a la calle, embutidas en nuestro atavío de iceberg y acarreando el rebosante barreño de sangría. Tuvieron que pasar media hora y una docena de taxis libres para que uno se dignase a parar. El prodigioso diseño del disfraz era un elemento bastante disuasorio para cualquier taxista con sentido común. No sólo era lo más desfavorecedor del mundo, sino que además íbamos dejando un rastro de polvos blanquecinos allá por donde alegremente campábamos..., por no hablar del constante goteo de sangría. El taxista que nos recogió nos fue sermoneando durante todo el camino y quiso que le pagásemos un suplemento por mancharle la tapicería.

—Pues no haber dado tantos frenazos —replicó Cate.

Llegamos al desvencijado *château* expectantes y seguras de ser las triunfadoras morales de la fiesta. Antes de hacer nuestra entrada triunfal, nos pusimos más talco en la cabellera, en los brazos y en el escote. Estaba emocionada. Tras mi obligado ostracismo tenía bastantes ganas de juerga. Franqueamos la monumental entrada, con lacayo de los de librea y peluca incluido, dispuestas a arrasar y seguras del éxito de nuestro disfraz y, por supuesto, del barreño de sangría. Queríamos algarabía, alegría, fastos. Queríamos bailar... Entramos gritando como locas pensando encontrar una superjuerga y un montón de gente bailando al ritmo de la música atronadora.

Decidimos hacer nuestra aparición estelar corriendo, esperando interceptar a alguien, como el iceberg que chocó con el *Titanic*, y así, nunca mejor dicho, romper el hielo. Nuestras expectativas cayeron en picado. Nada de música atronadora. La fiesta estaba siendo amenizada por un comedido cuarteto de cuerda barroca. Para mi consternación, la mayoría de los invitados, estupefactos, enmudecieron al vernos aparecer correteando y gritando:

—¡¡L'iceberg est içi!!

Ninguna de las doscientas personas que había en aquel salón versallesco llevaba más disfraz que una gorra de marinero, en el caso de los hombres, o una pluma de faisán en la cabeza, para las mujeres. En un momento, mi soleado mundo comenzó a nublarse y ennegrecerse. El ridículo era monumental. Si al menos hubiésemos estado delgadas, les hubiéramos parecido graciosas y originales, pero gordas éramos dos perturbadas.

Para mayor escarnio, pronto comprobamos que aquello no era una reunión de estudiantes informal y relajada. La honrada simplicidad de nuestro barreño verde y sucio, con una negrura churretosa producto de la contaminación, contrastaba con las sibilinas copas de champán que todos los invitados sostenían.

Fuimos a hablar con nuestra anfitriona, que estaba llorando de risa.

—Lo siento. Pienso hacer como si no os conociese de nada.

—Bueno, pero al menos danos unos vasos para la sangría, que así podremos hablar de algo normal.

Ella accedió, pero pronto vimos que la sangría no sería nuestra puerta al éxito social. Un invitado belga, esmirriado, con gafitas y gorra de marinero, susurró:

—Si bebes de ese barreño, lo menos que puedes coger es una gonorrea.

Automáticamente decidimos desentendernos de la autoría de la sangría y nos centramos en lucir nuestro atuendo de iceberg. Tampoco puede decirse que nos fuese bien. Llevar una caja de cartón en el cuello es más difícil de lo que nadie se puede llegar a imaginar. En primer lugar, es imposible tener una conversación que no sea mínimamente surrealista. Lo pude comprobar cuando el pazguato belga se me presentó más o menos con la misma estupefacción que podría haber sentido Lutero ante un platillo volante.

«Si al menos hubiésemos estado delgadas, les hubiéramos parecido graciosas y originales, pero gordas éramos dos perturbadas».

—Encantada de conocerte, Didier —decidí tomármelo en broma—. Me has preguntado sobre mis estudios ¿verdad? Pues normalmente no voy así vestida por la vida. Estudio Humanidades. Vivo en Madrid, pero ahora estoy pasando unos días en casa de mi hermano en París...

En seguida me di cuenta de que, además de mi interlocutor, a mi alrededor había dieciséis personas comentando mi aspecto. Nadie escuchaba una palabra de lo que decía. Yo tampoco me hubiese tomado en serio con semejante facha. Decidí zafarme de aquella cárcel social. Necesitaba dejar de hacer el ridículo. Al alejarme pude escuchar perfectamente un reprobatorio chasqueo de lengua y las consecuentes sacudidas de ropa. La venganza, incluso la involuntaria, es un plato exquisito: les había llenado los trajes de polvos de talco.

Traté de refugiarme en un rincón para pasar desapercibida mientras buscaba a Cate con la mirada para agarrarla del brazo y arrastrarla hasta París. Teníamos que escapar. La vi interpretando una extraña danza, supuestamente barroca —yo diría manierista— con el momificado abuelo nonagenario y con monóculo de la anfitriona. Estaba armada con el enésimo vaso de vodka y, al ritmo de una arrítmica *suite*, giraba como una peonza, mientras el venerable anciano a duras penas podía mantener el aliento... y el equilibrio.

—Tocata y fuga —le rogué con mirada aviesa.

Cate me ignoró. Decidí blindar mi desazón de paciencia y esperar a que acabase su frenético baile para proponerle que pidiésemos un taxi. Suspiré, apoyándome en lo que creí que era una columna. Sin embargo, el fuste estriado correspondía a un gigantesco e inestable candelabro, repleto de velas y chorreante de cera, que, por supuesto, se derramó en mi traje de cartón. Flambeada, comencé a arder. Durante unos segundos me quedé quieta, humeante y fascinada. Sólo me asusté cuando cundió el pánico entre todos los invitados y se abemolaron las hasta entonces discretas voces.

Por su parte, cuando la barragana barrigona de Cate me vio literalmente envuelta en llamas y mantas, empezó a reírse y no se le ocurrió otra cosa que tirarme el contenido de su copa para tratar de sofocar el fuego. Obviamente el alcohol produjo una furiosa llamarada que de milagro sólo me quemó las pestañas.

—¡Lerda! —le dije ya histérica viendo que estaba a punto de chamuscarme—. ¿Es que me quieres matar?

Afortunadamente, las mantas consiguieron asfixiar las llamas antes de que alcanzasen mi piel. El iceberg de cartón quedó totalmente calcinado. A duras penas logré ponerme de pie. Entonces cobré conciencia de la magnitud de la escena: me había quedado en escueta ropa interior delante de los dos centenares de personas allí presentes. Corrí a ocultarme detrás de una cortina y a esperar que me trajesen el albornoz pellejoso del abuelo nonagenario (¡con lo escrupulosa que soy...!). Observé en un espejo mi grotesca imagen:

estaba gorda, negruzca y cubierta, casi se me olvida este detalle, de parches anticelulíticos, otro obsequio de mi madre, sólo dadivosa en cuestiones dietéticas.

En cuanto pude, pellizqué a Cate del brazo y, vociferando todo tipo de improperios contra su persona, la obligué a salir de aquel escenario de escarnio y vejaciones. El taxi tardó dos horas en llegar. Durante ese tiempo en lo único que podía pensar era en mi orondo reflejo alunarado y en mis sempiternos malditos seis kilos «de más». Podía haberme pasado algo grave, pero ese detalle no me importó en absoluto. Volvimos a París en silencio, con el barreño de mi hermano vacío sobre las rodillas. Lo que yo había supuesto que iba a ser mi retorno triunfal a la vida social se había convertido en una auténtica pesadilla.

«Observé en un espejo mi grotesca imagen: estaba gorda, negruzca y cubierta (...) de parches anticelulíticos (...)».

En el avión de vuelta a Madrid le confesé a Cate que quería empezar algún régimen. Al día siguiente me llamó para proponerme que acudiésemos juntas a la consulta de la doctora Aranzábal, la nueva dietista de moda en Madrid. No lo dudé ni un instante y al cabo de una semana allí estaba, esperando pacientemente mi turno.

La doctora Aranzábal era una guapa donostiarra que, según mi teoría, aburrida de su matrimonio, había decidido abrir una consulta nutricionista en una oficina minimalista y del todo zen.

—¿Quién pasa primero? —me preguntó Cate impaciente.

Le respondí que ella misma.

—No, mejor no, que te conozco y sé que luego te vas a dedicar a mirar mi expediente, y sabrás de mis vergüenzas y edad, pero no mi peso.

Normalmente, en la primera consulta, todos los médicos nutricionistas suelen interrogar a los pacientes sobre sus hábitos de vida, y en esa singular entrevista el paciente, por supuesto, miente como un bellaco.

—¿Deporte?

El sospechoso responde lo primero que se le pasa por la cabeza:

—Bueno..., no mucho. Una hora y media de tenis todos los días.

—¿Bebe alcohol con regularidad?

—Hombre, alguna copa de vino de vez en cuando. Sólo me mojo los labios. Una cervecita a lo sumo, los alcoholes fuertes no me gustan.

—¿Qué desayuna?

En realidad no solía desayunar, pero sabía cuál era la respuesta adecuada:

—Una tostada con aceite de oliva y un café con sacarina. De vez en cuando, un par de kiwis.

—¿Eres regular?

Esta pregunta me asquea y me avergüenza, por lo que la despacho rápidamente con un escurridizo sí.

—¿Te gustan mucho los dulces?

—No, no mucho.

—¿Fumadora?

—No, a mi pesar.

—Todo esto parece correcto. Entonces, ¿por qué crees que estás gorda?

—No sé. La vida, los conservantes, la genética... y, bueno, me encanta comer, la verdad.

—Bien, te voy a poner la dieta base.

Y me alargó el consabido papel de «puede comer/no puede comer». Lo leí con desgana y pereza.

Desayuno: una tostada con tomate y sal.
A media mañana: cuatro aceitunas o siete almendras.
Comida: pasta ilimitada con tomate sin aceite y verdura cocida; también se pueden comer legumbres.
A media tarde: una manzana.
Cena: pescado, carne o pollo sin límite.
Aceite: una cucharadita al día.

Me quedé muy sorprendida.

—Vaya —dije yo, no sin cierto escepticismo—, esto es muy fácil. Demasiado. ¿Seguro que funciona?

—Bueno, tú hazlo a rajatabla, bebe dos litros de agua y no tomes alcohol.

—Así lo haré —contesté con la misma resolución que Roosevelt y Churchill ante el desembarco de Normandía.

Volví a la salita donde Cate me esperaba impaciente. Esperanzada, le conté lo fácil que parecía el régimen. Durante la primera semana, conseguí dejar de vomitar. Hice el régimen perfecto. El martes siguiente volvimos juntas a la consulta. Allí le pregunté a Cate:

—¿Tú lo has hecho bien?

—Sí, no he salido ningún día esta semana y cuando he comido fuera me he pedido pasta y ensalada. ¿Me ves más flaca?

Me hizo la pregunta con ilusión.

Afortunadamente, la enfermera me llamó justo en el instante en el que iba a proferir la mentira piadosa. La doctora Aranzábal me recibió con un:

—¡Súbete a la camilla para la sesión de mesoterapia!

Retrocedí con miedo. La mala experiencia vivida con la doctora Sacristán hizo que me tumbase en la camilla temerosa. Entonces ella procedió y poco después ya había terminado. Encantada, le dije que no había notado nada. Me pesó y midió a toda velocidad, por lo que no me dio tiempo a ver lo que marcaban peso y metro. Ella concluyó:

—Has adelgazado tres kilos y has perdido cuatro centímetros: dos de pecho (*horreur*, siempre se pierde de donde menos se quiere), uno de cintura y otro de cadera.

Era casi milagroso. La consulta duró unos tres minutos. Cuando salí me dirigí vanidosa a Cate (todavía le guardaba rencor por lo del iceberg):

—Cate, he perdido tres ki-li-tos —le dije con cierto aire chulesco de Chamberí.

Estaba segura de que Cate se había saltado el régimen y no me lo había confesado, pero decidí interrogarla más tarde. Flotando e imbuida en mi ilusión de flaqueza, me sentí feliz. Al cuarto de hora Cate salió refulgente, liviana y de puntillas:

—¡He adelgazado tres kilos y medio!

—¡Anda ya! —dije escéptica, porque, la verdad, yo la veía más gorda.

—Sí, y he perdido seis centímetros de contorno.

—¿De verdad? Se te nota muchísimo —le mentí con toda la hipocresía posible, mientras pensaba: «Bueno, si ella lo dice...».

A partir de aquel momento empecé a desconfiar del régimen. Esa misma semana fui a comer a casa de Cate. Toda la familia estaba encantada con los tres kilos y medio que había perdido. Llegué sobre las once de la mañana para estudiar. A mediodía nos subieron una bandeja con dos vasos de agua y dos cuencos de almendras y aceitunas. Yo, cuidadosamente, escogí siete almendras. Entonces observé con escándalo cómo Cate transgredía las reglas del régimen mezclando cuatro almendras con una aceituna y media. Inopinadamente me ofreció la mitad de la oliva mordisqueada. Le aparté la mano increpándola asqueada:

—Pero ¿qué haces? No se pueden mezclar.

Cate me mostró la hoja del régimen. Parecía un jurista interpretando las leyes:

—¿Qué dices? Lo estoy haciendo perfectamente. ¿Dónde pone que no se pueden mezclar almendras y aceitunas? Dímelo, lista. Además, una aceituna equivale a una coma siete almendras.

Me indigné, pero preferí callar ante semejante argucia burocrática. Seguimos estudiando. Dos horas después apareció su madre para avisarnos de que la comida estaba en la mesa. De primero, espaguetis con tomate. Enseguida me di cuenta de que el tomate está muy bueno, sospechosamente sabroso. Se lo comenté a su madre.

—Oye, Fedra, ¡cómo está este tomate! En casa también sale muy bueno. La verdad es que para estar cocido y sin aceite...

—¡Pero si está frito!

—¡Ah...!

Luego me fijé en que incluso había minúsculos trozos de carne (elementos proteínicos) infiltrados: una alta traición al disocialismo. Preferí callar, no quería delatarles. Freír era de empecedores. El aceite estaba terminantemente prohibido por el disocialismo. Entonces no lo sabía, pero yo también era boicoteada de forma sistemática en mi propio hogar. La asistenta que por aquel entonces trabajaba en la casa de mis padres en Madrid decía que preparaba el gazpacho sin *nada* de aceite. Orgullosa, yo me solía vanagloriar de esta carencia de grasa cuando los invitados decían lo bueno que estaba. Debo aclarar que Carmen era oriunda de Chiclana de la Frontera, en Cádiz, y una trapisondista redomada que, para ahorrarse el viaje al supermercado cuando se acababa la Coca-Cola *light*, rellenaba las botellas vacías con Coca-Cola normal. Este sabotaje lo confesó justo antes de jubilarse con setenta y tres años.

Después del incidente en casa de Cate, la paranoia dietética se apoderó de mí. Sospechaba que se estaba preparando un complot para propiciar la caída del régimen disocialista. Cierto día en que Carmen salió de la cocina para ir a «colocar la nieve», como ella lla-

> «Freír era de empecedores. El aceite estaba terminantemente prohibido por el disocialismo».

maba al congelador, decidí esconderme en un armario. Cuando la asistenta regresó, canturreando, no se percató de mi presencia y siguió preparando el gazpacho. Entonces la sorprendí inundando *mi gazpacho* con calórico aceite de oliva, el *enemigo*. Grité alarmada:

—Carmen, pero ¿qué haces?

—Ay... ¡Qué susto, hija!

—Pero —la increpé incrédula— ¿tú no me decías que hacías el gazpacho sin aceite?

—Hombre... Es que si no le echo aceite, está muy feo.

Me di cuenta de que seguramente había hecho lo mismo con todo lo que había cocinado. Decidí contarle a Cate los errores que había detectado en el sistema. Estábamos escandalizadas; sin embargo, acordamos que no era conveniente cuestionar la infalibilidad de un nutricionista. Además, la báscula de la doctora Aranzábal no podía mentir.

Volvimos a la consulta, esta vez con miedo porque sabíamos que no estábamos haciendo el régimen correctamente, pero, para nuestra sorpresa, cuando la doctora Aranzábal nos pesó, nos dijo que habíamos adelgazado otro kilo y medio. Yo no me sentía más flaca. El pantalón me estaba igual de pequeño que siempre. Tal vez incluso más estrecho... Por no hablar de Cate, a quien, sinceramente, cada vez veía más fuertota (cruel eufemismo).

Cate y yo sospechábamos que el régimen de los disociados no funcionaba. Aun así, mantuvimos la cita de la semana siguiente con la Aranzábal. En esos siete días salimos a cenar tres veces, con vino y sin restricciones, por supuesto. En la siguiente consulta, tras repetir el ritual de pesarnos y medirnos, la doctora Aranzábal volvió a afirmar que habíamos adelgazado otro kilo más. Ya sí que no me lo creía... ¡Pero si nos habíamos atiborrado y yo me resistía a comprarme una talla más de pantalón! A lo mejor mi recientemente retomado hábito de vomitar empezaba por fin a surtir efecto...

Ese mismo día, de vuelta a casa, decidimos presentar una denuncia ante un tribunal más independiente: la báscula de la farmacia. Nos encaramamos encima temiendo lo peor. La doctora Aranzábal nos había dicho que Cate y yo habíamos adelgazado siete y ocho kilos, respectivamente. Sin embargo, según el papelito que expulsó la báscula electrónica, eran tres los nuevos kilos que se acumulaban en nuestros cuerpos. Ahora todo tenía sentido. La Aranzábal nos pesaba y medía a toda velocidad. Nunca nos dejaba ver lo que marcaban la cinta métrica y la báscula. La mesoterapia no dolía. Aquello no funcionaba. Era una estafa.

La alta jerarquía del régimen había falseado la contabilidad (la balanza) de la nación para no reconocer el fracaso del disocialismo. Este es, por definición, utópico. Los ideales son hermosos, pero su establecimiento como régimen dietético es prácticamente imposible. Como sucede con el nazismo dietético, el régimen abarca todas las facetas de la vida de las personas. No se puede salir a comer a la calle porque ningún alimento no supervisado estrictamente por la burocracia del régimen cumple las exigencias de la dieta. El régimen domina la vida familiar, pública y privada. Es una dictadura total.

Asimismo, el disocialismo miente cuando promete el acceso a la dieta de toda clase de alimentos. Sigue existiendo una jerarquía bien diferenciada, sólo que los alimentos de la clase hidratos sustituyen al aceite y a las grasas. En algunos casos, incluso alimentos de la más alta jerarquía del régimen fascista se pasan al régimen disocialista. Un claro ejemplo de transfuguismo son la lechuga, el pollo y las verduras de hoja, que siempre están presentes en las más altas instancias de cualquier régimen. No funciona. El sistema disocialista se derrumba ante la incapacidad de llevar a cabo sus premisas. En teoría todos los alimentos son iguales ante la ley del régimen disocialista; sin embargo, poco a poco nos damos cuenta de que este régimen se basa no sólo en la disociación de proteínas e hidratos de carbono, sino también en la desaparición total de las grasas (metáfora alimenticia de la purga de burgueses, empresarios y propietarios en el socialismo). Esto provoca que se descarten una serie de elementos, como el aceite de oliva, que son indispensables para la consecución de una vida normal y el equilibrio de la dieta y la sociedad alimenticia. Y dejamos de ser felices y dinámicos para convertirnos en seres grises, estáticos e infelices. El disocialismo es, pues, utópico en lo que a medios y fines se refiere.

> «Los ideales son hermosos, pero su establecimiento como régimen dietético es prácticamente imposible».

La cuestionable viabilidad del régimen del estado de bienestar

La implantación del disocialismo dietético no supuso el fin de la anarquía, ni, por tanto, de la ansiedad y las tensiones sociales. Tras varios años de cruentos atentados terroristas, me sentía derrotada. Mi cuerpo presentaba numerosos daños materiales, estaba ajado, seco, irritado y amarillento. Hacía tiempo que había perdido la batalla contra el terrorismo dietista.

Llevaba años luchando, profiriendo proclamas y agotándome en un intento por acabar con las imposiciones del régimen. Quería poder descansar de las tensiones producidas por aquel régimen injusto. Quería comer de todo sin asquearme de mí misma por vomitar. Quería tranquilidad.

Ya que nunca podría enfrentarme al terrorismo dietista, por lo menos viviría mi aislamiento en paz: me refugié en mi familia. Decidí confesar la verdad, aquella historia de atentados y dolor, de cómo la bulimia se había cebado en mí y cómo me había cebado yo en connivencia con la bulimia. Mi madre se sintió muy mal por no haberse dado cuenta de mi sufrimiento. Les conté también lo de Javier y Cándida de forma pormenorizada, orgullosa, eludiendo mi sensación de fracaso y humillación. La autocompasión era un veneno. Aquella confesión no significó el fin del terrorismo, pero me ayudó a entender una lucha de la que sólo podría salir victoriosa si la nación, la sociedad y el gobierno se ponían de acuerdo para dejar de hacer concesiones. Había que derrotar a la bulimia para siempre.

> «Quería poder descansar de las tensiones producidas por aquel régimen injusto. Quería comer de todo sin asquearme de mí misma por vomitar. Quería tranquilidad».

Pensé que la imposición de un nuevo régimen me ayudaría a vencer la anarquía social y corporal. El régimen del estado de bienestar surgió por el fracaso de la utopía disocialista. Ante la dificultad de llevar a cabo una perfecta disociación de los alimentos, muchos militantes del disocialismo dietético decidieron evolucionar hacia posiciones más moderadas y liberales. Este régimen defiende la fusión de muchas de las premisas dietéticas del disocialismo, como las grandes cantidades, la eliminación de las grasas y el protagonismo de los hidratos de carbono, con alguna de las concesiones del liberalismo dietético. Aparentemente este sistema selecciona lo mejor de cada uno de los regímenes de adelgazamiento.

Ese es el motivo por el que numerosos cuerpos-naciones tratan de implantar este régimen, lo que genera un fenómeno nuevo: la globalización. En efecto, nos hinchamos. Perdemos cintura y piernas atléticas, y nos ponemos gordos, redondos e informes como globos.

> «(...) la globalización. En efecto, nos hinchamos. Perdemos cintura y piernas atléticas, y nos ponemos gordos, redondos e informes como globos».

Esta vez fue Mariana, mi ya cuñada, quien descubrió las virtudes del régimen del estado de bienestar. La buena nueva me llegó cierto día que encontré a mi madre y a Mariana sentadas en el sofá del salón cuchicheando misteriosamente.

—Entonces, ¿está en Leganés?

—Sí. Va todo el mundo. Una amiga de mi madre ha perdido siete kilos. Al parecer, puedes tomar incluso *pizza*, pero sin aceite, claro. Te deja saltártelo una vez a la semana. Comes bocadillos de jamón de once centímetros. ¿Has oído? —apenas podía contener su estupor—. ¡Puedes mezclar el pan con el jamón!

—Entonces ¿se puede mezclar hidratos y proteínas? —inquirió mi madre frenéticamente.

Sus palabras rezumaban esperanza y emoción. Yo le dije que quería probarlo y, una semana después, ahí estábamos, por enésima vez, en una consulta de adelgazamiento. Afortunadamente, esta vez sólo fuimos mi madre y yo. La consulta estaba llena a rebosar: amigas con las que mi madre se había peleado, políticas, empresarias y alguna que otra presentadora de televisión. Aquello parecía una reunión social. En seguida pasamos al despacho.

La doctora Maraya nos explicó en qué consistía el *régimen del bocadillo*, como coloquialmente se denomina al régimen del estado de bienestar. Mariana no había mentido: se podía mezclar pan y jamón. Pese a que la jerarquía del régimen estaba fuertemente centralizada por el bocadillo (de ocho dedos transversales de longitud), se podían comer prácticamente todos los alimentos. Un día a la semana (esto parece extraído de la declaración de los derechos humanos) se podía descansar y cenar lo que se antojase. Aquello era un paraíso de bienestar. No existían las exclusiones alimenticias. Con este régimen, podía tomar tanta comida y tenía tantas opciones que parecía que no existiese ningún limite establecido. Los únicos alimentos estrictamente prohibidos eran el azúcar y las grasas.

A mí nunca me ha apasionado el dulce, pero, de repente, una ansiedad brutal empezó a asaltar mis pupilas gustativas. Necesitaba comer azúcar y no podía adivinar por qué. A la cuarta semana y tras adelgazar un total de tres kilos, decidí comentárselo a la doctora Maraya. Me preguntó cuál era mi dulce predilecto y se lo dije.

—Bueno, una vez a la semana cena solamente helado de chocolate —me indicó.

Abandoné la consulta aparentemente feliz, satisfecha y dispuesta a seguir adelante con mi cruzada personal, pero esa primera concesión pareció no satisfacer los constantes requerimientos de mi estómago. Una vez que logré saciar mi ansiedad de azúcar, volví el hambre hacia otro alimento tabú: las grasas.

Cuando era pequeña solía preguntarme cómo Adán y Eva, teniendo todos los alimentos del mundo a su disposición, fueron tan idiotas de probar la manzana, el fruto del árbol de la ciencia, el único que les estaba vedado y que, además, es una fruta bastante insulsa. Más tarde lo comprendí. La frustración de no tener lo que se toca, lo que se ve, provoca enormes tensiones. A mí no me gustaban los dulces, pero en cuanto me los prohibieron, empecé a desearlos. No a requerirlos, sino a necesitarlos y a ansiarlos. El helado de chocolate me supo a poco y empecé a requerir más azúcar y grasas. Necesitaba más derechos, más libertades y menos esfuerzos. Pronto los ocho dedos del bocadillo se fueron separando y las «pulgas de jamón» se transformaron en tarántulas, que engullía como si fuese un faquir tragando sables.

Solemos olvidar que cada derecho y libertad de los que gozamos en la actualidad han dejado en el camino millones de muertos. La

«A mí no me gustaban los dulces, pero en cuanto me los prohibieron, empecé a desearlos».

sociedad moderna está malcriada. Ya no tenemos espíritu de sacrificio. Pretendemos que el Estado nos garantice una vida con todo lo que supone el estado de bienestar pero sin responsabilidades. Que responda ante nuestros errores si nos equivocamos. Queremos vivir sin riesgos, ni miedos, sin temores, ni prohibiciones, pero con libertad y sin obligaciones. El régimen del estado de bienestar hace que el hombre se vuelva demasiado comodón y lanar.

El régimen del bienestar, el del bocadillo, tiene ese mismo problema. Es tan sencillo y aparentemente fácil de seguir que las únicas normas (los únicos esfuerzos) que conlleva son justamente las que nos apetece transgredir.

«La culminación del proceso llega cuando un alma cándida dice que últimamente te vuelve a ver más gorda».

Por otro lado, esta dieta genera un megaestado minotauro que no deja de inmiscuirse en la vida de sus ciudadanos y todo lo abarca, incluso sus propias transgresiones.

Tenía miedo. Creía que no podría controlar mis ansias de atracarme a base de suculentas prohibiciones. Decidí confesar mis temores a Maraya. Con su buen talante, cualquier concesión era posible:

—¿Quieres comer *pizza*? Bien, lo discutimos, lo hablamos y llegamos a un acuerdo. Come dos a la semana. ¿Palmeras de chocolate? Bueno, ¿por qué no?

Me convertí en una sindicalista dietética. Me ponía en huelga de hambre, o, mejor dicho, de gula, y rápidamente todas mis peticiones eran concedidas. Claro: llegaba la noche de saltarme el régimen y no podía evitar arrasar con todo. No encontraba límites. Y siempre, como sujeto agente y paciente, pedía más. El Estado entonces acaba por desvanecerse. Simplemente, este sistema no puede satisfacer todo lo que nuestro cuerpo o sociedad acaba por requerirle. Se pierde la confianza en las instituciones y la corrupción se generaliza. El régimen, consecuentemente, se diluye y el estado de bienestar acaba por resquebrajarse. Entonces, cuando quieres seguir reclamando derechos, la doctora acaba por confirmarte que no puede cumplir con lo prometido.

La culminación del proceso llega cuando un alma cándida dice que últimamente te vuelve a ver más gorda y entonces, sí, se produce la quiebra de la seguridad social.

La corrupción del régimen totalitario

La historia es cíclica. Va a unas pocas revoluciones por milenio, pero siempre se repite. En la eternidad del universo somos tan nimios, pequeños e insignificantes que desde nuestra condición finita y caduca creemos ser irrepetibles y eternos. Sin embargo, la leyenda de Gilgamesh, el Diluvio Universal, la caída de Roma y nuestra propia historia se han repetido en multitud de ocasiones.

Mis padres tuvieron una experiencia que fue muy similar a la que viví yo treinta años después y que fue el penúltimo aldabonazo de un sistema que, exhausto, boqueaba como si de un animal herido se tratase. Eran jóvenes e inocentes. No sabían a qué se enfrentaban. Mi madre siempre dice que después de ese viaje a París mi padre cambió. A ese peregrinaje dietético se unirían otras personas. ¿A qué iban? En busca de una panacea, de un santo grial que acabara de una vez para siempre con la gordura y les permitiese vivir con total libertad.

En París se produjo la celebérrima «toma de la pastilla». El doctor Dufaut no prohibía nada, sólo daba a sus pacientes unas cápsulas que debían tomar tres veces al día.

Mis progenitores acudieron a aquella cita con la Historia con otro matrimonio, los Ruscadella. Al volver a casa, mi madre, laica y desconfiada, rehusó tomar aquellas misteriosas cápsulas, pero mi padre, que siguió al pie de la letra las instrucciones dadas por el doctor Dufaut, pasó de noventa y ocho a setenta y nueve kilos en tan sólo dos meses. Doña Emilia dice que entonces su marido se volvió un poco majara. ¡Quién sabe si la fibrilación ventricular que casi mata a mi padre treinta años después, no fue una consecuencia tardía de aquellas pastillas!

Pero el brusco adelgazamiento de mi padre no fue lo más relevante de aquel viaje. Para los Ruscadella la expedición tuvo consecuencias mucho más perniciosas. Eran un matrimonio claramente infeliz. Sus dos hijas estudiaban en un internado en Inglaterra. Magdalena Villa, señora de Ruscadella, era una potente valquiria que no había podido recuperarse de los treinta y cinco kilos engordados durante el embarazo de sus adoradas mellizas. Su constitución era gruesa. Tobillos gordos. Cara redonda. No trabajaba. Tampoco tenía ningún entretenimiento o pasión. En consecuencia, consideraba que su vida era sumamente aburrida.

En cuestiones monetarias, dependía totalmente de su marido, un arquitecto famoso, prepotente e insoportable.

Cada lunes Magdalena se ponía a régimen para abandonarlo el jueves. Su vida social era agitada y, por lo tanto, no había semana que no tuviese dos o tres cenas fuera de casa. No olvidemos que comer es también un acto social. Tras el viaje a París en busca de las misteriosas pastillas adelgazantes, su vida cambió radicalmente. La señora Ruscadella comenzó a notar cómo un extraño nerviosismo se apoderaba de ella. De noche, cuando se acostaba, la cama temblaba bajo los veloces estertores de su pierna izquierda. Mientras, su marido la contemplaba totalmente alucinado, preguntándose qué diablos le sucedía a su antaño sosegada esposa. Magdalena sólo notaba que su corazón estaba henchido —de fuertes taquicardias— y que, bajo el influjo de un vibrante zumbido, flotaba, volaba, pensando en hacer cosas que nunca antes se había planteado.

Entonces decidió que necesitaba hacer algo para llenar su vida. Primero se apuntó a un gimnasio, pero esto no bastó para paliar sus renovadas ansias de vivir. Tenía que moverse. Se dio cuenta de lo aburrida que estaba. Se apuntó a clases diarias de baile de salón y, como toda «señora bien», los martes empezó a acudir a un taller de restauración poblado a partes iguales de ociosas legítimas y concubinas. Pero Magdalena seguía aburriéndose.

A los dos meses de su misteriosa metamorfosis, las mellizas volvieron a casa. Como todos los años, el matrimonio Ruscadella se hallaba pasando el verano en la playa. Magdalena fue a recoger a sus hijas al aeropuerto y, al pasar junto a un solar abandonado cercano a la urbanización, tuvo una brillante idea: montar un picadero para dar clases de hípica. Así recuperaría su gran pasión, se entretendría «y ganaría un dinerillo». Milagrosamente, y como de la nada, debido a la actividad frenética que le provocaban las pastillas milagrosas, en dos semanas lo había organizado todo. Ella misma removió y labró la tierra, y, auspiciada por los años de convivencia con el célebre arquitecto Ruscadella, se atrevió a dirigir la construcción del establo y a erigir las vallas del picadero.

Su nueva vida prosiguió. Magdalena se levantaba a las seis de la mañana, se iba a dar un paseo por la playa, volvía a su casa y preparaba el desayuno. Después iba al picadero y, tras zanjar todas las tareas administrativas, impartía siete horas de clases de equitación, inmersa en el sofocante calor estival. Un día se dio cuenta de que podía volver a vestirse con la ropa que había dejado de utilizar al quedarse embarazada. El caso es que comía todo lo que le daba la gana; sólo necesitaba tomar las tres pastillas diarias y entonces comenzaba la hiperactividad. En doce semanas adelgazó casi veinte kilos. Feliz y segura, decidió plantar cara a su marido tras reiteradas, aunque por otro lado imaginarias, infidelidades con su hermana menor, por la que, desde niña, sentía una honda aversión.

Se divorció y se quedó a vivir en la playa con sus dos hijas, pero... volvió a engordar. Tras concluir el espinoso proceso de separación, decidió acudir a un psiquiatra, que le recetó otros medicamentos, incompatibles con los que le había vendido el médico francés. Al parecer, las pastillas eran anfetaminas, que no sólo producían hiperactividad, sino que además, mezcladas con alcohol (algo que no le había prohibido el doctor Dufaut), causaban alucinaciones y a posteriori una condición maniacodepresiva y, en el peor de los casos, esquizofrenia. Magdalena se dio cuenta de su error demasiado tarde. Su marido, que se había liado con su secretaria, ya no quiso saber nada de ella.

Por su parte, el doctor Dufaut fue investigado por la policía francesa tras la

«En España siempre solemos acoger los errores de los países vecinos como innovaciones y movimientos progresistas de vanguardia».

muerte de algunos de sus pacientes por paro cardiaco. Le acusaron de homicidio y huyó a Brasil tras pagar la fianza que le había impuesto el juez.

En España siempre solemos acoger los errores de los países vecinos como innovaciones y movimientos progresistas de vanguardia. Las pastillas son sólo un dogma equivocado más. La creencia en elementos esotéricos enmascara el desengaño general de la sociedad con todo lo tradicionalmente establecido. Estamos hartos de comer verdura hervida, carne a la plancha y lechuga. Queremos probar cosas nuevas porque creemos que la tradición ha fracasado.

Durante una época estos regímenes de pastillas fueron muy populares. El descrédito llegó cuando, como sucedió con el Dr. Dufaut, se produjeron algunas muertes por la mezcla de las anfetaminas con tranquilizantes que los supuestos nutricionistas recetaban para contrarrestar y aplacar el efecto de las primeras.

> «Queremos probar cosas nuevas porque creemos que la tradición ha fracasado. Esto es una muestra de la decadencia del racionalismo, de nuestra civilización».

Treinta años después de la «toma de la pastilla» de París, este régimen fue recuperado en España. Por supuesto, nosotros fuimos parte de los damnificados. Un día mis hermanos y yo estábamos viendo un supuesto reportaje de investigación en la televisión. Era uno de esos magacines que solían crear una gran alarma social con informaciones morbosas enmascaradas con un halo de rigurosidad (supuestas encuestas y opiniones de expertos...) sobre jóvenes secuestradas para ser vendidas a redes internacionales de trata de blancas, políticos pederastas, prostíbulos que cotizan en bolsa...; por supuesto, también se trataban los peligros de los regímenes de adelgazamiento y de la cirugía estética. El reportaje mostraba la rigurosísima investigación realizada a una nutricionista que había sido demandada por varios pacientes.

Una intrépida y escuálida reportera se adentraba en las profundidades abisales de la obesidad y grababa su cita con la «matagordos» con una cámara oculta. La doctora le aconsejaba multitud de tratamientos adelgazantes e incluso liposucciones. Aquel rostro estaba codificado, pero en seguida todos pudimos identificar su voz. Sonó el teléfono. Era mi cuñada.

—¡Rápido! Poned la Primera, que sale la médica esa a la que fuimos.

—¡Qué vergüenza! Espero que no investiguen las fichas de los pacientes. No quiero que nadie sepa que fuimos a ver a la Molina —dije yo tan pesimista y masoquista como siempre. Imaginaba que seguramente en aquel mismo instante Cándida y Javier estarían viendo la televisión. Mi hermano Carlos llamó a mis padres, que estaban en el campo.

—Mamá, la doctora Molina está en la tele. Al parecer, la tía se ha cargado a unos cuantos pacientes.

—Si ya decía yo que esa mujer era muy rara...

—Pero, mamá, ¡si nos obligaste a ir a todos!

No se podía negar que el régimen de la doctora Molina no fuese novedoso. Nos prohibió comer lechuga y antes de cada comida nos hacía tomar unas pastillas negras efervescentes, de carbón vegetal, que servían para que no digiriésemos. Nos explicó que durante siglos el carbón había sido un remedio muy utilizado por los señores feudales para prevenir los envenenamientos. Efectivamente, producía un efecto laxante casi instantáneo. También nos recetó unas pastillas —supuestamente— de hierbas que nos provocaron taquicardias cercanas al infarto. Mi madre y yo, siempre recelosas, decidimos no tomarlas. Era horrible. Pasábamos los días correteando impúdicamente en busca de un cuarto de baño.

Un ejemplo: en cierta ocasión mi madre llamó a una de sus amigas, víctima también de la Molina. La asistenta descolgó el teléfono:

—¿Dígame?

—¿Está la marquesa viuda de J?

A mi madre le encantaba burlarse del esnobismo nobiliario de su amiga.

—Lo siento, la señora marquesa viuda no puede ponerse ahora, la señora marquesa viuda está ca-gan-do —recalcó lentamente la asistenta espaciando las sílabas.

Mi madre prefirió ignorar la actividad de su refinada amiga y prosiguió con su voz metálica.

—Bueno, ¿le puede decir que me llame cuando acabe?

La presunta doctora Molina era una mujer extraña. No vivía en Madrid y, como no tenía una consulta fija, nos solía citar en hoteles fríos e impersonales. Un día mi hermano Juan se presentó un poco antes de la hora convenida. La puerta estaba entreabierta y, como tenía prisa por acabar, decidió pasar a la habitación sigilosamente y terminar con el suplicio. La habitación estaba en penumbras y se oían ruidos extraños. Juan encontró a la doctora en pleno apareamiento con el paciente que normalmente solía precederlo en la consulta. Se quedó paralizado en el quicio de la puerta. Los tres se miraron. Mi hermano se disculpó muy educadamente y salió huyendo, despavorido y sonrojado. Su vergonzoso trauma le impidió volver a enfrentarse con la doctora Molina.

Todo parecía muy sospechoso. Estos recelos, la esquizofrenia fisiológica que padecíamos (lo mismo estábamos hiperactivos que al borde del desmayo) y nuestro perpetuo confinamiento en el cuarto de baño hicieron que dejásemos la dieta a las pocas semanas. La debilidad y la astenia se habían apoderado de nosotros. Estábamos anestesiados, pero no sólo por la inefable doctora Molina, sino también por nuestro entorno.

> «Estos recelos, la esquizofrenia fisiológica que padecíamos (lo mismo estábamos hiperactivos que al borde del desmayo) y nuestro perpetuo confinamiento en el cuarto de baño hicieron que dejásemos la dieta a las pocas semanas».

Inmediatamente después del reportaje, en el que se invitaba a la población a reflexionar sobre la validez de los regímenes de adelgazamiento, se emitió una información satírica sobre cierta cantante que, tras su embarazo, no había podido recuperar su antaño esbelta figura. Esa es la doble moral de los medios.

La catarsis: de Guantánamo a la revolución del Bloody Mary

Estaba vistiéndome en mi cuarto. Aquella noche, con casi cinco años de retraso, se celebraba la mayoría de edad de Cate. Para variar, la ilusión de asistir al feliz acontecimiento bella y esbelta me había animado a empezar un régimen draconiano, horrible. No sospechaba que sería el último.

Tenía que comer raquíticas algas marinas, caldo de pescado y un flan de huevo al día. Me parecía todo sumamente absurdo. Prefería comer un filete que un flan con quinientas calorías, pero ¿quién era yo para cuestionar el sistema? Cada día me encerraba en un baño turco durante una hora mientras recibía tonificantes descargas eléctricas en el estómago... ¿De verdad hay quien considera que Guantánamo es demasiado duro?

Después de cuatro semanas mareada e irascible, pensé que por lo menos habría adelgazado quince kilos. Me pesé, pero sólo había bajado dos kilos y medio. Volví a casa totalmente desilusionada y desmoralizada. La doctora me dijo que, aunque no hubiese perdido demasiado peso, había reducido mucho volumen. Me pareció un argumento bastante penoso, sobre todo por la tarde, cuando me di cuenta de los esfuerzos que Carmen hacía para cerrar el corsé del traje que me iba a poner para la fiesta. Estaba agarrada a la cama como si fuese Scarlett O'Hara en *Lo que el viento se llevó*. Para apretarme el talle, Carmen tiró tanto de los cordeles que el poste de la cama se rompió y ambas caímos al suelo. Rebozada en gasas y tules no pude sino reírme a carcajadas de mi patetismo. Eso sí, el corsé quedo tan fuertemente atado y yo tan sumamente comprimida que incluso parecía que tenía cintura. Aquel campo de concentración dietético me había transformado en una mujer

131

de plastilina, fofa y voluble. La falda que complementaba el conjunto era larga, por lo que mis piernas quedaban ocultas. ¡Menos mal! Las medias de rejilla me iban muy pequeñas y mis carnes emergían por los agujeros. Mis extremidades inferiores parecían sendos rosbifs.

Pedro, mi acompañante, pasaría a recogerme en media hora. Tenía sed. Me hubiera gustado beber agua, pero temía que la presión ejercida por el corsé en el abdomen hiciese que el líquido me saliese por la boca. Estaba triste y desanimada. No había dejado de vomitar. Sabía de antemano que aquella noche me refugiaría en la bebida para tratar de huir del fracaso de mi cuerpo y mi mente. Otro ridículo más.

Comencé a recapacitar sobre la cantidad de dinero que me había gastado en médicos y productos de adelgazamiento. Un despilfarro. Pero seguía sintiendo el temor a ser acusada por la sociedad: ¡gorda!

Estaba inmersa en estas reflexiones cuando Pedro me hizo una llamada perdida. Era la señal para que bajase.

La fiesta transcurrió con normalidad. A pesar de que estaba sufriendo por el aprisionamiento de mi cuerpo en el corsé, conseguí divertirme mucho.

Sin embargo mi seguridad se desmoronó cuando accidentalmente escuché la conversación de Pedro con un amigo común.

—¿Qué haces con Mercedes?

—Nada, hemos venido juntos. Pensé que no conocería a nadie.

—¡Ah, bueno, ya sabía yo que a ti no te gustaban las gordas!

Ambos rieron y, aunque tanto Pedro como su interlocutor dijeron luego cosas muy agradables de mí, todo quedó enmascarado por la palabra tabú: *gorda*. Una palabra que yo era incapaz de pronunciar. Esta indiscreción decidió mi suerte y la del régimen.

«(...) aunque tanto Pedro como su interlocutor dijeron luego cosas muy agradables de mí, todo quedó enmascarado por la palabra tabú: *gorda*. Una palabra que yo era incapaz de pronunciar. Esta indiscreción decidió mi suerte y la del régimen».

Al amanecer, todos los invitados comenzaron a marcharse. Pedro se fue a su casa y yo me quedé mano a mano con Cate preparando Bloody Marys. Terminamos a cuatro patas moliendo pimienta a martillazos. Al alba, tras romper dos baldosas del pulido suelo de mármol, conseguimos aderezar las bebidas. Brindamos. Entonces felicité a Cate por el festejo.

—Sí, pero ya ha pasado. Mañana, vuelta al régimen.

No dije nada. Me quedé pensativa. Había acabado la universidad con éxito y me iba tres meses a París para perfeccionar mi francés. Pierre, el amigo de mis padres, me había dejado un pequeño apartamento. Por primera vez viviría sola, trabajaría... Cate me sacó de mis reflexiones.

—Entonces ¿qué? ¿Me acompañarás en esta nueva dieta?

Estaba taciturna y pensativa, pero tremendamente visionaria. Hundí mi mirada torpona en el rojísimo Bloody Mary.

El tabasco, la pimienta y la emoción hicieron que llorase lágrimas secas.

—¿Sabes lo que te digo? Paso del régimen y de la gente. Creo que a mí no me funciona ninguna dieta. Estoy harta de amargarme inútilmente.

«Paso del régimen y de la gente. Creo que a mí no me funciona ninguna dieta. Estoy harta de amargarme inútilmente».

En ese momento me desplomé, muerta de cansancio y embotamiento alcohólico, pero mi resolución no cayó en el olvido.

Declaración de independencia

Cuando en el curso de los acontecimientos se hace necesario para un pueblo disolver los vínculos políticos que lo han ligado a otro y tomar entre las naciones de la Tierra el puesto separado e igual a que las leyes de la naturaleza y el Dios de esa naturaleza le dan derecho, un justo respeto al juicio de la humanidad exige que declare las causas que lo impulsan a la separación. Sostenemos como evidentes estas verdades: que todos los hombres son creados iguales; que son dotados por su Creador de ciertos derechos inalienables; que entre estos están la vida, la libertad y la búsqueda de la felicidad (...) toda la experiencia ha demostrado que la humanidad está más dispuesta a padecer, mientras los males sean tolerables, que a hacerse justicia aboliendo las formas a que está acostumbrada. Pero cuando una larga serie de abusos y usurpaciones, dirigida invariablemente al mismo objetivo, demuestra el designio de someter al pueblo a un despotismo absoluto, es su derecho, es su deber, derrocar ese gobierno y establecer nuevos resguardos para su futura seguridad.

En multitud de ocasiones en este relato me he referido a nuestro cuerpo y mente como entes paralelos y comparables a una nación o sociedad y su gobierno. Este extracto de la Declaración de Independencia de Estados Unidos, del 4 de julio de 1776, puede ayudar a ilustrar políticamente el proceso que vivió mi cuerpo para liberarse del régimen autoritario que durante tantos años había regido mi vida tiránicamente. Un proceso que comenzó con el cuestionamiento de muchos de los axiomas y dogmas en los que me había educado. Ese fue el germen de la revolución.

Me gusta pensar que una totalidad sana es el resultado de unas partes en buen estado. Unos ciudadanos responsables merecen un buen gobierno.

La primera premisa para alcanzar el éxito de este proceso fue la paz social del cuerpo. Tenía que terminar con la plaga terrorista que durante tantos años me había azotado y asolado. Para derrocar la bulimia, debía educar y reorganizar mi cuerpo y mi mente. La vuelta a la cordura, a la razón, garantizaría el fin de aquel despótico régimen alimenticio que, desde mi nacimiento, se había inmiscuido en todas las parcelas de mi existencia. Una tiranía que me había convertido en una persona ansiosa con la comida y que me llevaba a atracarme —y a vomitar— cada vez que tenía ocasión.

«La vuelta a la cordura, a la razón, garantizaría el fin de aquel despótico régimen alimenticio que, desde mi nacimiento, se había inmiscuido en todas las parcelas de mi existencia. Una tiranía que me había convertido en una persona ansiosa con la comida y que me llevaba a atracarme —y a vomitar— cada vez que tenía ocasión».

En lugar del motín del té, digamos que protagonicé el motín de la lechuga. El primer paso para librarme del tirano fue negarme a que estas hojas fuesen el primer precepto de mi vida, mi alimento básico. Debía abrir mis barreras nutricionales y dejar de penar con altísimos aranceles emocionales los alimentos de alto contenido calórico. Tenía que rechazar la culpa y el malestar por comer. Separar comida y estado anímico. Desacralizar el régimen alimenticio y dejar de ceder parcelas de decisión al Estado total. Debía recuperar mi soberanía. Después desaparecerían la ansiedad, la frustración, los atracones y la incontrolable necesidad de vomitar.

La falta de voluntad para dejar de comer había provocado que me decantase por regímenes cada vez más restrictivos e intervencionistas. La dieta había convertido mi cuerpo en un Estado totalitario que legislaba sobre mi vida y me marcaba con el sello de la culpabilidad y el fracaso cada vez que infringía las normas y comía.

Me di cuenta de que ningún régimen es divino e incuestionable y que tampoco funcionan si no es con la colaboración y voluntad de los individuos (y de la sociedad, el cuerpo). Tenía que erradicar el autoritarismo de la dieta e independizarme para así volver a recuperar la soberanía de mi cuerpo. Todo empezó con una breve chispa revolucionaria que tuvo lugar, cómo no, en París, una ciudad crucial en este relato.

III.
EL RÉGIMEN LIBERAL

De la revolución cívica
a la transición pacífica

El exilio no parecía funcionar. En París deambulaba funámbula, sonámbula y aturdida, de un lado para otro, entre clases de francés más o menos útiles y la continua lucha por restablecer definitivamente el régimen autoritario. El desánimo había prendido en la nación. Había una separación total entre dieta y cuerpo, una escisión abismal entre política y sociedad. Tras muchos años acribillado por la bulimia, mi cuerpo podrido y amarillento era pasto del descontento y el desánimo. Olvidando la decisión perentoria tomada en la fiesta de Cate, había comprado una caja de barritas sustitutivas (Protical) que ingería desganadamente en una esquina, para claudicar y comprarme un helado en la siguiente.

> «Tras muchos años acribillado por la bulimia, mi cuerpo podrido y amarillento era pasto del descontento y el desánimo».

Un día, en la plenitud del hastío caluroso de julio y frente a los Inválidos, barrita de Protical en mano, me di cuenta de que, por primera vez, estaba totalmente sola y a merced de mi libre albedrío. Podía ir a un supermercado y comprar todo aquello que se me antojase —pastas, chocolate, patatas fritas— para atiborrarme hasta explotar o, si me decidía, regurgitar, explosionar. Podía seguir permitiendo que con cada ataque del terrorismo bulímico mi cuerpo se fuese pudriendo y deteriorando hasta que mis esponjosos e institucionales órganos dejasen de funcionar. A veces la muerte de la nación puede parecer la decisión más cómoda. Y, si así lo deseaba, podía dejar de comer para siempre. Aquella sensación de libertad me reconfortó.

La revolución cívica tuvo su origen en una cena en casa de Pierre. Este mantenía viva la tradición francesa de salón y tertulia, como si de un descendiente directo de madame de Deffand se tratase. En aquellas cenas se discutía de arte, actualidad, cultura, historia y pasado. La edad casi cretácica de la mayoría de los invitados hacía que muchos hubiesen sido testigos oculares de los principales acontecimientos del cruento siglo XX. Incluso uno de ellos, monsieur Berthomieu, había conocido a una persona que a su vez había conocido a Napoleón Bonaparte. En su senectud todos conservaban ese aire de gallardía honorable que parece haber desaparecido en las posteriores generaciones. Cada cena era una lección magistral. Resultaba fascinante escuchar discutir con vehemencia a aquella pléyade geriátrica, con sus condecoraciones de la legión de honor bien prendidas en la solapa, sobre el devenir de los «tiempos modernos», como ellos decían.

En aquellos días todo el mundo, es decir, periódicos, televisión, radio e Internet, hablaba de la quiebra de una multinacional y de la escandalosa malversación de fondos por parte de su presidente. Sus abogados, presentes en la cena, nos contaban chismorreos inocentes pero divertidos. Al parecer, aquel hombre había enloquecido hasta perder totalmente el contacto con la realidad. Había invertido en minas de oro inexistentes, había subvencionado inventos imposibles y había comprado burdas falsificaciones de cuadros famosos. Sus defensores aducían que había sufrido una crisis esquizofrénica y que, en ese estado, había cometido dichas barbaridades. Mientras, sus detractores, entre ellos Pierre, decían que en realidad era un sinvergüenza y que había robado el dinero de los accionistas. Claude, uno de los abogados y de los pocos jóvenes allí presentes, era gay y había venido a la cena con su novio. El otro letrado era un pequeño sátiro viejo que no dejaba de mirarme las piernas, mientras tragaba enormes dosis de vino tinto y negaba, con los ojos desorbitados, las sentencias acusatorias que Pierre lanzaba sobre su cliente.

La cena, siguiendo la tónica habitual de aquellas reuniones, fue un espectáculo teatral, anaftalinado y añejo, pero al mismo tiempo fascinante. Pierre se debatía con sus ideales de ex galán seductor de París y discutía fogosamente con el abogado gay. Pierre había recibido una educación somera y severa, imbuida en el espíritu de otra generación. Por esta razón, a pesar de que por respeto y discreción no criticaba abiertamente la orientación sexual de Claude, la atacaba subrepticiamente con desproporcionadas réplicas a sus argumentos. Después de finiquitar verbalmente al empresario esquizofrénico, Pierre y Claude comenzaron a debatir sobre el espinoso tema de la fiscalidad francesa y la conveniencia del impuesto sobre el patrimonio, algo en lo que, para sorpresa de Pierre, ambos coincidían. Aquel impuesto castigaba el ahorro, el esfuerzo y el afán de superación. Claude replicó, muy ufano, ante la estupefacción de su anfitrión:

—Seré marica, pero ante todo soy liberal.

En el tiempo que duró la reunión, ninguno de los presentes se había dignado dirigir la palabra a Marcel, el novio de Claude, que hacía las veces de «amo de casa». Por supuesto, como yo era la persona más joven y, en consecuencia, la menos importante en la compleja jerarquía social de la mesa, habían sentado a Marcel a mi izquierda para que le diese conversación. En seguida nos pusimos a discutir animadamente sobre dietas y a repasar la veracidad de los tópicos y leyendas de los regímenes de adelgazamiento. Aquella noche estábamos cenando caviar. Marcel, relamiéndose, me estaba explicando que tomaría las apreciadas huevas de esturión disociadas cuando, decepcionados, observamos que un ex ministro, acalorado por el debate fiscal, había dejado caer su ojo de cristal en la enorme lata de caviar que le estaba sirviendo un camarero. El silencio se hizo atronador, escandaloso y apabullante. El ex ministro miró pensativo la lata con el ojo incrustado. Toda la mesa quedó absorta a la espera de su reacción. Él, muy tranquilo y ajeno a la expectación general, hundió los dedos en las esponjosas bolas negras y sacó el ojo. Chuperreteó ruidosamente el falso apéndice para no desaprovechar ni un solo gramo del carísimo alimento, se lo volvió a colocar en su hueca cuenca y se sirvió una generosa ración de caviar. Obviamente, todos los comensales renunciaron a compartir el manjar con el ex ministro, excepto Marie France, su mujer. En su juventud, esta había publicado una novela erótica titulada *Una relación con el poder*. El relato, ambientado en mayo del 68, estaba protagonizado por una jovencita que narraba su romance sadomasoquista con un político maduro que la sometía a una serie de escabrosas y surrealistas prácticas libidinosas... El libro causó un gran escándalo en su época, pero el éxito fue pasajero. No obstante, todavía muchos recordaban la celebérrima escena en la que describía cómo el político estimulaba a la jovencita mediante la introducción por el recto de su ojo de cristal: un amante casualmente tuerto como el ex ministro que cenaba con nosotros y que acababa de dejar caer su falso apéndice en las huevas de esturión... Pierre, inmerso en aquel particular imaginario colectivo de la mesa, se atragantó y pidió carraspeando un whisky solo.

Pese a la obviedad de que llevaba una doble vida bastante libertina, la mujer del ex ministro era muy estirada y bastante antipática. Compartía con la mayoría de sus compatriotas la creencia hermética y dogmática de ser el elemento lúbrico del mundo. Con más de sesenta años seguía teniendo el mismo aspecto de estar conservada en formol. Desde que la conocí, en mi más tierna infancia, no había flaqueado ni un ápice en su persecución de la perfección. Escuálida, teñida y peinada. Lo cierto es que nunca me había caído demasiado bien. Marie France era la típica entrometida que en la mesa, después de servirme por segunda vez, me solía espetar:

—No me extraña que estés gorda con lo que comes...

Cuando venía a casa como invitada, la muy delatora acudía con aquella cantinela a mi madre. Sin embargo, si hay algo que mi progenitora odie más que la gordura de sus hijos es la injerencia de extraños en los asuntos que ella consideraba internos y propios.

Cuando acabó la cena, Marie France en un aparte me dio el teléfono de una tal María, una niña de Granada cuya vigilancia le habían encomendado sus padres. María vivía en un apartamento cerca de los Inválidos y no tenía ni idea de francés. Estaba sola. Marie France me pidió que la llamase para que fuésemos juntas al cine, a cenar... Según ella, estaba muy aburrida y del todo desubicada socialmente. Me pareció un gesto muy amable por su parte, y estaba muy sorprendida; tal vez hubiese cambiado su tradicional perfidia por bondad. Pronto me di cuenta de que me equivocaba. Tan sólo quería librarse de la obligación contraída con los padres de María y encasquetármela.

Decidí que no la llamaría. No me apetecía nada quedar con una sujeta a la que no conocía de nada. Siempre he disfrutado mucho de mi soledad, pero durante aquel verano en París tenía además una necesidad imperiosa de controlar mi espacio privado. Me gustaba la sensación de libertad de la que por una vez gozaba. Desgraciadamente, cuando se lo comenté a mis padres, siempre cumplidores con sus amigos, me obligaron a llamar a la tal María.

Después de mentalizarme durante una semana, me decidí. Aparte de un leve acento granadino, no noté nada especial en su voz y decidí invitarla a comer. Quise citarla en el Bar du Theatre, donde, según me habían informado, servían el mejor *steak tartar* de París, pero ella replicó presurosa que la carne cruda le parecía una «guarrada» y que, mejor, me invitaba a comer a su casa porque estaríamos más cómodas. Poco después de colgar, me mandó un mensaje al móvil con su dirección. Su casa no estaba demasiado lejos de mi pequeño apartamento, así que me fui dando un paseo. Llamé al portero automático y una voz profundamente andaluza vociferó la clave de acceso:

—2131, quinto piso.

No había ascensor. Maldiciendo a Marie France, comencé a subir las resbaladizas y empinadas escaleras. Al principio iba en plan gacela saltando de dos en dos los peldaños, pero en seguida mi condición atlética se desmoronó. Cuando conseguí coronar el quinto piso, estaba tan asfixiada que me daba igual que fuese Jack el Destripador quien me abriese la puerta. Sólo quería sentarme.

Estaba recuperando el aliento cuando, a través del tragaluz del techo, sentí un calor dorado, acogedor y luminoso que reconfortó mis mejillas. Las vistas espectaculares que podía adivinar desde el descansillo me sumieron en una especie de estado místico. De repente, me invadió la curiosidad. El ático que ocupaba mi misteriosa anfitriona daba a la explanada de los Inválidos. Imaginé qué agradable debía de ser la estancia cuando al atardecer entrase la brisa fresca. No me extrañaba que Marie France le hiciese caso: ¡la tía debía estar forrada! Con ese piso tan caro, tan bohemio de diseño, la imaginé como la típica rubia desvaída, con ínfulas artísticas y un poco tostón cultural. Con terror me visualicé discutiendo el movimiento dogma. Mi peor pesadilla. «Bueno —pensé mientras pulsaba el timbre—, por lo menos me dará de comer una ensalada».

La puerta se abrió y, en medio de un humo de bullanguería y fritura —ni un atisbo del fragor solemne de los jardines de los Inválidos—, apareció una persona muy morena, bastante baja y un poco grande, bueno, gorda. Aquel corpachón me estudió de pies a cabeza, con el ceño fruncido y la mandíbula tensa. Cuando acabó de escrutarme, se irguió y sonriendo decidió olvidarse de las presentaciones de rigor para cogerme la mano y arrastrarme hacia la cocina nebulosa.

—¡Rápido, corre, que se me van a quemar las croquetas!

La cocina estaba perfectamente organizada. En la mesa había una pirámide de unas dos mil croquetas congeladas. Otras nadaban en la sartén, saltando como delfines en crepitante aceite de oliva.

—Es que aquí sólo como croquetas y embutidos. Me los manda mi padre directamente de la fábrica. Lo demás no me gusta.

Me señaló una especie de estantería donde tenía perfectamente clasificados y ordenados diferentes productos porcinos: salchichón, lomo, jamón, todo empaquetado al vacío. Se decantó por un lomo y lo desenfundó de su envoltorio de plástico como si fuese la dueña de *Excalibur* o Luke Skywalker en *La guerra de las galaxias*. Lo bauticé mentalmente como el lomo-láser. En cinco minutos tuvo preparado un aperitivo espléndido. Las judías con oreja vendrían después. Me contó que detestaba la comida francesa.

—Comen muchas porquerías —dijo ella muy ufana.

Lo cierto es que estaba bastante indignada con mi anfitriona por obligarme a saltarme el régimen. Sin embargo, no me pareció prudente decírselo a una persona mucho más gorda que yo. La comida fue pantagruélica. María era mi opuesto complementario. Extrovertida. Segura de sí misma. Atrevida. Para mi sorpresa, en seguida empezó a hacerme un relato pormenorizado de su vida. Me contó que estaba encantada con su novio de Granada, aunque, según decía, desde que estaba en Francia había recibido tantísimas «preposiciones deshonestas» (literalmente) que dudaba que pudiese respetar impertérrita su juramento de fidelidad.

—Estoy en celo permanente —me especificó.

En un principio no creí demasiado la veracidad de sus historias, pero ella se apresuró a enseñarme fotos de un joven que no estaba nada mal. Hasta aquel momento pensaba que las gordas estaban reservadas para otros gordos o para tíos extremadamente flacos y viciosos, de esos que ponen anuncios en la sección de contactos de los periódicos tipo «Se buscan obesas de más de cien kilos. Abstenerse rellenitas». También me sorprendió su atuendo. Mientras yo me escondía bajo unas ropas amplias y oscuras, María vestía con muchos arrestos. Colorista y orgullosa, vivía embutida en unos vaqueros tan bajos de talle que mostraban sus fluctuantes michelines en todo su esplendor.

María me dijo que estaba encantada de que la hubiese llamado y me confesó que estaba un poco harta de los «gabachos estirados» que le presentaba Marie France. Podía imaginar perfectamente a aquellos tipos: lánguidos, delgados y decadentes, etéreos, pero me costaba un poco visualizarlos con aquella terrenal elefanta morena que, en vez de trompa, tenía una caña de lomo. Estaba muy perpleja. Aquel ser no encajaba en ninguno de mis estereotipos de mujer seductora y feliz. No obstante, enseguida congeniamos y empezamos a hacer muchos planes juntas.

Decidí empezar a trabajar. No quería una ocupación que me mantuviese encerrada en un despacho, porque pretendía disfrutar de una ciudad, París, que, aunque suene cursi y manido, acompaña a las personas que están solas. Acepté un trabajo de repartidora de bebidas, desdeñando las pretensiones intelectuales que por tan mal camino me habían llevado. Cada día me levantaba a las siete de la mañana, subía en mi furgoneta y hacía la ruta central que mi jefe me había asignado. Encontraba una gran satisfacción en bajar las pesadas cajas y cargarlas en el carrito. Aquel esfuerzo primario me hacía sudar y encontraba un extraño solaz en el cansancio físico. Me sentía satisfecha y feliz, agotada físicamente, pero no mentalmente. En efecto, el trabajo era un ejercicio estupendo que me permitió conocer París a la perfección y adquirir cierto genio. Conducir en una ciudad de tráfico irascible suele provocar una auténtica catarsis emocional.

A mediodía iba a clase de literatura para enriquecer mi escueto conocimiento de la cultura francesa. Por la tarde quedaba con María e íbamos al cine o a cenar. Mientras discutíamos sobre, en sus propias palabras, «el apasionante mundo de la chacinería y la casquería», trataba de sacarla de su nacionalismo gastronómico, pero no había manera de convencerla de que el *sashimi* japonés (pescado crudo) no era un «mamarracho» y de que no se contagiaría del «gusanaki». Lo más sorprendente era que, pese a su más que evidente cerrilismo, destilaba inteligencia y astucia.

Como el resto de la humanidad, sufría por sus aprensiones y debilidades, pero también era consciente de sus muchas cualidades y tenía la confianza suficiente en ellas como para no dejar que, como a mí, las inseguridades minaran su autoestima.

Le encantaba decirme que había encontrado su ideal de vida en una poesía de Góngora. Su padre se la recitaba cuando, para paliar el dolor de sus primeros dientes, le dejaba mordisquear «morcillas de la última matanza». Así, relamiéndose con delectación declamaba solemnemente:

> Coma en dorada vajilla
> el príncipe mil cuidados
> como píldoras dorados,
> que yo en mi pobre mesilla
> quiero más una morcilla
> que en el asador reviente,
> y ríase la gente.

En seguida, casi sin darme cuenta, pasaron seis semanas. Una tarde María me contó que quería organizar una cena con sus amigos franceses. Fuimos de compras para equiparnos con unos modelitos para el evento. Ella se hizo con un cuerpo de seda semitransparente y unos vaqueros tan estrechos y embutidos que disuadían del pellizco nalgar a cualquier sátiro que tuviese aprecio a sus uñas. Yo me probé un traje negro que había escogido del final de la barra del muestrario. Pedí mi talla habitual, la cuarenta y cuatro. La dependienta, en la línea antipática habitual de su gremio, me miró con escepticismo. Cuando me metí en el probador comprobé que, en efecto, el traje me estaba enorme. Pedí la talla cuarenta y dos, pero me quedaba más bien holgada. Sorprendida, no quise comprarme una talla menos por miedo a añadir otra prenda reto a mi colección. Desde que, bajo mi responsable soledad, gozaba más que nunca de la preciada libertad, me había vuelto mucho menos obsesiva, por lo que no le di ninguna importancia al hecho de haber bajado una talla. Además, era la primera vez en mi vida que había pasado más de un mes sin pesarme.

De repente María salió del probador con un minúsculo conjunto de lencería llamado *Madame Tentation*, según la etiqueta escrita en letras de novela rosa. Desde el centro de una masa social formada por unos cincuenta desconocidos me preguntó cómo le quedaba. Primero quise saltar sobre ella y ocultarla con el chal de un maniquí, pensando que todos se burlarían de sus magnas redondeces, pero sólo se mostraron asombrados. Luego le dije que le quedaba muy bien y me volví a meter en el probador. Recordé la vergüenza que yo pasaba cuando mi madre, por no hacer cola en los probadores, me obligaba a ponerme la ropa interior encima de los pantalones y la camisa. La gente se había reído mucho más de mí entonces (no me extraña, parecía una Madonna de tercera regional) que de María, feliz con sus carnes al aire y en cuasi desnudez. Inmersa en este silencioso cavilar, volvimos a su casa para preparar la comida, poner la mesa y enfriar el vino. Para la cena su padre, a través del servicio urgentísimo de UPS, la había avituallado de presa y secreto de cerdo ibérico, que se unieron a las consabidas chacinas: jamón y caña de lomo. A la hora convenida llegaron los dos invitados. Mi sugerencia de acompañar cada plato con el himno nacional fue rápidamente aprobada por María, que, embutida en su delantal de lunares, no perdía la oportunidad de mostrar sus progresos con el francés:

—Cochon Iberic, sabez, très espagnol.

Y añadía demostrando su recientemente adquirida fluidez francófona:

—De le cochon, j'aime mêmement ses démarches.

Una traducción un tanto libre de aquello de «del cerdo me gustan hasta sus andares». De postre, yema regia. Lo que faltaba. Los franceses al final no eran tan cursis. En cuanto el vino empezó a forjar una red de confianza entre nosotros, pusimos en el aparato de música *¡Que viva España!*, la única canción española que conocían, y nos lanzamos a bailar en comunión espiritual. Nosotras llorábamos folclóricas, ebrias de vino y patriotismo gastronómico.

A las seis de la mañana volvimos a cenar. María preparó una mastaba de croquetas chisporroteantes y desenfundó más embutido:

—Comed lomo, cabrones —les decía en español castizo a los franceses, que a esas alturas ya comprendían la particular idiosincrasia de su anfitriona, aunque no el significado de sus exhortaciones.

«Nunca había sido tan "yo misma" y me lo había pasado tan bien. Sobre todo había conseguido relajarme y calmar mi ansiedad».

Llegué a casa exhausta. Nunca había sido tan «yo misma» y me lo había pasado tan bien. Sobre todo había conseguido relajarme y calmar mi ansiedad. Días más tarde uno de los franceses me invitó a cenar. Al comprobar que me miraba con esos ojos bovinos propios de los enamorados, le pregunté incrédula por qué le gustaba.

—¡Con lo que te cuestan las cenas conmigo...!

Me contestó citando a Colette:

—Nunca te cases con una mujer que no ame el vino, las trufas, el queso y la música...

También aprendí a cocinar. María me animó. Aparte de sorprender a propios y extraños con mis insospechadas habilidades culinarias, descubrí que mientras cocinaba, con todos los ingredientes a disposición de mi legendaria voracidad, apenas comía. La presión, la divinización de lo prohibido había desaparecido, junto con la frustración y la rabia. Las tensiones sociales se habían desvanecido. Se había firmado la paz social. Recapitulé y, por fin, por primera vez en muchas semanas, me subí en la báscula.

Durante los dos meses que llevaba en París y sin someterme a ningún régimen, había conseguido adelgazar siete kilos. Repasé lo que había hecho, es decir, lo que no había hecho. No había seguido ningún régimen. No me había obsesionado con fechas de delgadez. Lejos de las presiones familiares y de mi entorno social adicto a la perfección escurridiza, había dejado de atracarme a escondidas y, en consecuencia, también de vomitar. Supuse que el ejercicio que hacía durante mis paseos y en el reparto de bebidas habría contribuido a estilizar mis brazos.

Descubrí que me gustaba tal y como era y que, al igual que María, con mis defectos, gustaba a los demás.

Decidí seguir adquiriendo responsabilidades de gobierno en mi propio cuerpo. La nación se había rebelado cívicamente. El régimen autoritario se tambaleaba y pronto caería para siempre.

«Lejos de las presiones familiares y de mi entorno social adicto a la perfección escurridiza, había dejado de atracarme a escondidas y, en consecuencia, también había dejado de vomitar».

Cuando septiembre tocó a su fin, me despedí de María prometiéndole que iría a visitarla a Granada y que, por supuesto, no me perdería la feria. En el avión comencé a reflexionar sobre mis siete kilos —y dos tallas— perdidos.

Durante toda su existencia, el individuo trata de adaptarse al medio en el que vive para mimetizarse al máximo con su entorno, un entorno marcado por los medios, las modas y una espiral de silencio social.

De esta forma trata de alcanzar una imagen aparentemente real y sociablemente aceptada, que, sin embargo, sólo es producto de la imaginería popular. Se produce así una especie de ósmosis: tratamos de mimetizarnos con ese ideal físico.

Los detractores del catolicismo, y del cristianismo en general, suelen criticar que la dureza de muchos preceptos religiosos resten placer a la breve vida del hombre. A menudo, muchos ateos, antes creyentes, hablan de cómo la vergüenza y los remordimientos —conceptos harto utilizados para definir la sensación de culpa por no alcanzar la perfección espiritual— habían provocado que no disfrutasen de la vida y de sus placeres como lo habían hecho tras perder la fe. Yo había utilizado esas mismas palabras —remordimiento, culpabilidad, vergüenza y perfección— para explicar mis sensaciones al infringir los preceptos del régimen de adelgazamiento de turno. Por no hablar de los propósitos de enmienda con los que me levantaba de la mesa («A Dios pongo por testigo de que nunca más volveré a comer»). ¿Para qué? Al final nada servía, era una pecadora dietética nata. El largo proceso de secularización que ha experimentado la humanidad en este último siglo ha hecho que la espiritualidad, la trascendencia, Dios... hayan sido remplazados por otro tipo de ideales, quizá más prosaicos, pero igualmente difíciles de alcanzar. La belleza, o el placer y el poder que este don conlleva, se ha convertido en la nueva religión del hombre occidental. Los medios de comunicación y su inseparable publicidad son la nueva iglesia de estos ídolos de éter, y las modas que intentamos copiar, sus sacramentos.

En concreto, yo, de familia católica y bastante tradicional, he hecho más sacrificios por parecerme a Claudia Shiffer que para merecer la salvación eterna. Cada vez que comía algo no permitido por el régimen tenía exactamente la misma necesidad de purgar mi falta de voluntad que cuando cometía un pecado. Por eso, frente al retrete, de rodillas como en un confesionario, vomitaba. Mi bulimia era una penitencia por considerarme débil e imperfecta.

La diversidad humana en general, no sólo la racial, no está reflejada en los medios. Estos han simplificado la complejidad humana, creando un prototipo de hombre y mujer al que todos debemos imitar (otro paralelismo con la religión) y al que se debe rendir pleitesía en el altar catódico (y ahora también de plasma). Un estereotipo estético que, en el caso de las mujeres, está más cerca de las heroinómanas del siglo XX que de las heroínas del XIX. Entre la extrema delgadez de Kate Moss y la obesidad de Miss Gorda sin Complejos 2008 hay infinitos modelos de mujeres. ¿Por qué reducir esta diversidad a gordos y flacos?

Hay que separar la Iglesia catódica del Estado, de nuestro cuerpo, y aceptar la libertad de cultos de las diferentes bellezas para hombres y mujeres. Se debe seguir admirando la diversidad. Si aceptamos el multiculturalismo, ¿por qué admitir un solo patrón estético para una época determinada?

El primer paso consiste en rebelarse contra los ídolos de éter, romper con el poder establecido y declararse independiente de los medios y de la trivialidad de los estereotipos. Debemos proclamar la igualdad de todos los hombres ante la ley de la imagen y, por lo tanto, nuestra libertad e individualismo. Una vez derribados los mitos,

«(...) yo, de familia católica y bastante tradicional, he hecho más sacrificios por parecerme a Claudia Shiffer que para merecer la salvación eterna».

las ansias y el hambre de comida y perfección desaparecerán. Entonces podremos comenzar a vivir y disfrutar en libertad.

Llevaba toda la vida planificando y racionalizando el gobierno de mi cuerpo; sin embargo, ninguno de estos planes había sido efectivo. En cambio, abandonando todos esos modelos de alimentación, de gestión planificada, había conseguido lo que ninguna dieta (sinónimo de plan) había logrado. La revolución fraguada en París fue un ejemplo perfecto de espontaneidad, como diría el teórico liberal F. A. Hayek. En efecto, mi nueva situación había sido producto de mi acción y evolución, pero no formaba parte de mi intención o planificación.

> «Llegué a Madrid flotando en estos pensamientos liberales. Con instituciones fuertes, la libertad, en nuestro caso la de comer (...), quedaría garantizada. Había nacido el régimen liberal».

Llegué a Madrid flotando en estos pensamientos liberales. Con instituciones fuertes, la libertad, en nuestro caso la de comer (o la de vivir, pensar o sentir), quedaría garantizada. Había nacido el régimen liberal.

Constitución liberal

Justificar la gordura atribuyendo sus orígenes a una «constitución fuerte» es aceptar que pese a todos nuestros esfuerzos estaremos condenados a vivir bajo el yugo de las dietas. Por este motivo cuando, tras la quiebra del régimen, cuerpo y mente alcanzaron el consenso necesario, decidí redactar una constitución breve y concisa que me permitiría vivir libre de las injerencias de las dietas y que incluiría a todos los agentes nutricionales, desde los más conservadores a los revolucionarios —de la sacarina a mantequilla—.

PREÁMBULO

Yo, con el fin de formar una unión perfecta entre cuerpo y alma, de establecer justicia, de conseguir tranquilidad interior, de proveer la Defensa frente al resto del entorno social, de promover el bienestar propio y de asegurar para nosotros mismos los beneficios de la Libertad, estatuyo y sanciono esta CONSTITUCIÓN.

SECCIÓN PRIMERA
De la independencia mental

Artículo 1

La soberanía pertenece a mi cuerpo y mente. Por tanto, sólo yo puedo decidir la forma de régimen que establezca el gobierno del mismo. No se admitirán injerencias del exterior: medios de comunicación, entorno social o familiar.

La decisión de adelgazar debe ser adoptada mediante la expresión democrática del cuerpo-nación. Ningún agente exógeno intervendrá en nuestros deseos.

Artículo 2
Se establece la libertad de culto. El gobierno del cuerpo declinará adoptar un culto estético como oficial. Quedará descartado cualquier modelo de belleza que suponga frustraciones y confrontaciones para el propio cuerpo. Asimismo, se respetarán y admitirán por igual todas las formas estéticas, desde la ampulosidad hasta la escualidez.

Artículo 3
No pudiendo injerir en la prensa y los medios, para la liberalización de sus posturas, se procederá contra ellos empleando la razón crítica. El cuerpo y la mente tienen derecho a rebelarse cívicamente contra las formas de tiranía mediática y la dictadura de lo políticamente correcto, sobre todo si estas muestran posiciones autoritarias con los diferentes estados (o cuerpos) y tratan de imponer un único culto político y estético.

Artículo 4
La seguridad y bienestar del cuerpo son fundamentales para fomentar la prosperidad. Esto implica la persecución de cualquier violencia ejercida sobre el cuerpo. La aparición de los diferentes trastornos alimenticios será combatida con todas las fuerzas de seguridad del Estado hasta su derrota total.

Artículo 5
Se incentivará el patriotismo y la autoestima. Debemos aprender a amar y respetar nuestro cuerpo-nación. El pasotismo y el odio al propio cuerpo hacen que permitamos que la nación se resquebraje y se destruya. Debemos defenderlo y, así, aprender a respetarnos. Amando a nuestro cuerpo y a nosotros mismos podremos liberarnos de la presión y la ansiedad.

No se debe ejercer un patriotismo ciego e incondicional, que desemboque en prepotencia, soberbia e imperialismo. Asimismo, debemos respetar la independencia y soberanía de los otros cuerpos-nación.

SECCIÓN SEGUNDA
Del gobierno del cuerpo y las reglas del régimen liberal

El cumplimiento de las premisas anteriormente expuestas garantiza una tranquilidad de espíritu suficiente para erradicar ansias y anhelos que pueden producir frustraciones e inestabilidad, con los consecuentes ataques al régimen establecido (atracones).

La ansiedad suele ser producto de la frustrante hambre de perfección. La perfección no existe.

No seremos nada si no proclamamos nuestra independencia de las presiones sociales.

Artículo 1
La sociedad, nación o cuerpo elegirá libremente sus representantes en la dieta para ejercer las tareas de gobierno.

Artículo 2
Si la soberanía del cuerpo tiene como objetivo la delgadez, decisión natural de la nación, se procederá a formar un régimen ejecutivo en el que estén presentes todas las opciones alimenticias (proteínas, frutas, hidratos...) que representen los deseos de la sociedad (del cuerpo), es decir, sin exclusiones alimenticias. Hay que tratar de comer de todo.

Artículo 3
Se legislará de acuerdo con los deseos que emanen de la voluntad del cuerpo y la mente. El Estado intervendrá lo mínimo posible en la vida privada y pública del cuerpo.

Artículo 4
Ninguna limitación, prohibición o ley del régimen impedirán o constreñirán la vitalidad y libertad del individuo. Esto es, nunca se renunciará a la vida por el régimen.

Artículo 5
Existen dos formas de controlar el sobrepeso:

a) Comiendo poco de todo.
b) Comiendo mucho de poco.

Sólo el individuo puede decidir qué camino escoger para lograr sus objetivos.

Artículo 6

El perfecto binomio dietético estará formado por la libre voluntad de unión entre proteínas y verduras (esto nunca engorda). Sin embargo, también podrá asociarse libremente cualquier categoría alimenticia (hidratos + proteínas; frutas + verduras; hidratos + hidratos; proteínas + proteínas), siempre que se respeten los principios de moderación, equilibrio y nula intervención del Estado-dieta en la voluntad del individuo.

Lo cierto es que la única comida que no engorda es la que se queda en el plato. Esta es la razón por la que el gobierno no debe permitir el *lightismo*, o encumbramiento de los productos *light*, a base de sacarina, aspartame y fructosa.

Cualquier alimento tiene cierto aporte calórico y/o nutricional. Se abolirá, por tanto, cualquier título nobiliario o privilegio. Todos los alimentos se hallarán regulados por la ley de la moderación.

Artículo 7

Se procederá a la separación de los tres poderes.

1. El poder legislativo estará constituido por el régimen dietético, en nuestro caso, caracterizado por el liberalismo y la moderación presupuestaria. Podremos comer de todo, siendo concientes de que hay alimentos que tienen cierta excedencia (proteínas y verduras) y que, debido a su exigua aportación calórica, primarán en nuestra alimentación.

Por supuesto, si en algún momento el Estado se ve en la necesidad o simplemente recoge la voluntad popular de ingerir otros tipos de alimentos se podrá permitir su consumo siempre que prime la moderación.

2. El poder ejecutivo residirá en el gobierno de la nación, en la mente, que siempre cumplirá las leyes promulgadas, es decir, el régimen liberal. La mente tratará de mantenerse ajena a las presiones exteriores desestabilizadoras para evitar que las tensiones rompan la armonía del cuerpo.

El poder ejecutivo siempre velará por los intereses de la nación y vigilará que las clases alimenticias menos favorecidas calóricamente (verduras y proteínas) tengan una representación notable frente a otras clases de alimentos más ricos.

Se tratará de huir de la rutina dietética (nada de tripollo diario) haciendo menús más variados y llevaderos, donde estén representados todos los estratos de la sociedad alimenticia.

El poder ejecutivo garantizará la seguridad de la nación. No hará concesiones al terrorismo (trastornos alimenticios) ni a la delincuencia, manteniendo la estabilidad del cuerpo.

2.1. También se tratará de participar en los acontecimientos internacionales (socializar) que requieran la presencia de la nación (nuestro cuerpo). No debemos permitir que las condiciones dietéticas se interpongan en el desarrollo de nuestra vida social. Es decir, no hemos de rechazar una cena divertida, una fiesta, una excursión, un viaje... por cumplir los preceptos de un régimen poco dinámico (para algo hemos proclamado el liberalismo dietético).

2.2. Principio de reciprocidad internacional. Estadísticamente, toda —o casi toda— la gente con la que nos relacionamos está también, de algún modo, a régimen. Por esta razón, hemos de incluir todas las opciones dietéticas cuando nosotros ejerzamos de anfitriones.

Por ejemplo, en los aperitivos habrá jamón y queso (proteínas), con pan opcional. Se evitarán los canapés (odio esta palabra) y las comidas no separables. Hacer lo contrario supone una forma de excluir e imponer alimentos, y de obligar a la gente a comer cosas que no desea.

Debemos ofrecer a nuestros invitados (y/o aliados) la misma libertad dietética que nosotros requerimos. Es una buena manera de extender el régimen liberal.

2.3. La mente garantizará un trabajo, ocio u ocupación al cuerpo para evitar que el tedio y el desencanto social se instalen en nuestro ánimo. Debemos huir del aburrimiento, fuente de desencantos y revoluciones (atracones). Es importante separar aburrimiento y comida.

3. El poder judicial (representado por la báscula y respaldado con instrumentos como el ejercicio y los días de régimen más estric-

155

tos) velará por el cumplimiento de las leyes. Sin embargo, con el fin de evitar presiones y coacciones, no nos pesaremos a diario. La justicia no debe ser sinónimo de represión. La balanza de la justicia sólo entrará en nuestra vida como acicate puntual de la voluntad. Pesarnos a diario sólo puede conducirnos a sufrir ansiedad y al consecuente atracón.

Todo hombre será inocente de haber engordado hasta que se demuestre lo contrario.

Si las premisas de moderación no se cumplen, se impondrán penas que restrinjan el acceso a la vida nacional del azúcar, los hidratos de carbono y los dulces durante cierto tiempo, hasta que el condenado purgue su delito.

3.1. Se abolirá la pena de muerte de los alimentos. No se debe renunciar a ningún alimento eternamente. La justicia también actuará mediante la imposición del ejercicio físico. La modalidad podrá ser elegida libremente mediante la expresión democrática del cuerpo-nación.

4. Para garantizar la higiene democrática y la buena marcha del régimen, es decir, no engordar, los tres poderes deben ser independientes.

CONSIDERACIONES FINALES

Primera
De la gestión de los recursos naturales

Cada Estado, nación o país tiene unos recursos naturales propios para su gestión o aprovechamiento. En nuestro caso, cada individuo posee una serie de recursos naturales o cualidades que pueden constituir una de las riquezas en las que se basa la seguridad en sí mismo.

Aparte de explotar la belleza física, se deben potenciar otras facetas de la persona. Hemos de ser conscientes de las limitaciones de cada Estado (nuestro cuerpo) y no esquilmar el territorio en busca de recursos que no existen.

Del mismo modo, los costes de producción nunca serán tan elevados como para constituir una traba en el libre desarrollo de otras facetas de la persona.

En resumen, si trabajamos diez horas diarias, tenemos familia, hijos..., no podemos pretender cumplir los preceptos estéticos requeridos a modelos, actrices, actores (mitos mediáticos, en resumen), ya que, en su caso, la belleza constituye la principal —o al menos la más obvia— riqueza del país (previo retoque a veces de Photoshop). Eso sí, trataremos de lograr, mediante la gestión y las inversiones, un mayor aprovechamiento de nuestros recursos naturales.

Es conveniente incentivar en la diversificación de la industria. Se aceptarán inversiones (cirugía estética, cosméticos, medicamentos, etc.) procedentes del exterior siempre que no constituyan un elemento desestabilizador de la salud —incluida la emocional— y la economía del Estado.

Segunda
De la libre ingesta de alimentos

El consumo de alimentos que engorden dejará de estar penado con aranceles emocionales. Esto significa que no habrá ningún alimento restringido para nuestro consumo. Y que si ingerimos algo fuera de las leyes fundamentales del régimen, no nos veremos obligados a pagar ningún precio emocional.
No hay que sentirse culpable por comer.
La posibilidad de comer de todo, sin remordimientos, hará que se desmitifiquen los alimentos. Y, por tanto, los precios emocionales de los mismos se reducirán. De esta forma, la ansiedad disminuirá y no sentiremos la necesidad de atracarnos desesperadamente.

Ejemplo: desde mi más tierna infancia, las patatas fritas para mí han estado terminantemente prohibidas. En las raras ocasiones en que podía comerlas, era tal la emoción que me embargaba que me atiborraba y luego, por supuesto, me sentía culpabilísima. Ahora que considero que puedo comer patatas fritas cuando me dé la gana, las ingiero en raras ocasiones y en pequeñas cantidades. El atractivo de ser un alimento caro emocionalmente ha desaparecido.

Tercera
Del consumo de alcohol

Se podrá beber alcohol. Se puede consumir vino, cerveza, champán o cava a diario, siempre y cuando no entorpezcan en el funcionamiento del poder ejecutivo, es decir, no hay que emborracharse diariamente.

Sin embargo, numerosos estudios han probado que un par de copas de vino al día ayudan al funcionamiento del engranaje del Estado.

Aunque no debe ser la norma habitual, si se quiere consumir espirituosos con mayor graduación alcohólica (vodka, whisky, ginebra...), se podrán tomar solos o acompañados por bebidas *light*, que reducirán notablemente el nivel calórico de los mismos. No merece la pena tomar las ciento treinta calorías (más las correspondientes a la bebida alcohólica) de un refresco normal pudiendo ingerir tan sólo las cinco de los sucedáneos *light*.

Cuarta
De nuestros deseos de adelgazar

No nos avergonzaremos nunca de nuestro deseo de adelgazar. No olvidemos que comer, como la política, es un acto social. Debemos tratar siempre de inclinarnos por la opción alimenticia más acorde con nuestros deseos de delgadez, pero sin que ello se convierta en un trauma. Si se nos antoja mucho comer algo fuera de los límites establecidos por nuestra voluntad, lo haremos y así acabaremos antes con la frustración.

Quinta
De los desayunos y las cenas

Se potenciarán los desayunos fuertes y las cenas ligeras.

Sexta
De la fruta

El dilema de consumir la fruta separada o no de las comidas nos resulta bastante indiferente. Ambas teorías suelen tener adeptos.

Esta constitución deja la decisión al libre albedrío de la soberanía individual. Sin embargo, un par de piezas de fruta o verdura pueden ayudar al aumento del producto interior bruto (esto es un poco ordinario).

Séptima
Del descanso

Se establece la necesidad de descansar, es decir, de dormir. Estudios recientes sostienen que la supresión de horas de sueño está asociada al sobrepeso y la obesidad. La falta de sueño activa las sustancias reguladoras del apetito propiciando que las personas que duermen menos tengan más hambre. Algunos estudios van más allá y afirman incluso que las personas que pueden dormir poco y restringir su apetito continúan engordando.

Octava
Del agua

El Estado debe garantizar el suministro de agua al cuerpo. La hidratación es fundamental para evitar que el Estado quede yermo y baldío. El agua arrastra las partículas nocivas y las toxinas. Se debe beber al menos un litro y medio de líquido al día. No obstante, estudios recientes indican que no es recomendable superar los dos litros diarios. Para alcanzar el equilibrio, lo mejor es obedecer la soberanía nacional. Hay que saber escuchar al cuerpo y no forzarlo.

Cuerpo y mente, como clase política y sociedad, no pueden dejar de identificarse.

Vivir bajo el régimen liberal

Han pasado casi cuatro años desde la implantación del régimen liberal en mi cuerpo. Llegué a París pesando setenta y tres kilos, y desde entonces he conseguido perder más de diez, aunque desde hace uno o dos años me mantengo estable.

Cuando terminé la carrera comencé a trabajar en un banco corporativo inmobiliario. La posibilidad de arañar pecunia (¡ay, las míticas comisiones!) enmascaró totalmente mi más que obvia falta de vocación. El vil metal es, en efecto, un poderoso caballero. Trabajaba en una oficina junto con otras treinta personas, con un horario laboral bastante llevadero: de nueve de la mañana a seis de la tarde (utópicamente). Teníamos una hora para comer. Algunos lo hacían en un pequeño comedor. Pronto observé que la mayoría de mis colegas, hombres incluidos, seguían una dieta y se alimentaban, en el mejor de los casos, a base de fiambreras rellenas de lacónicas ensaladas y polvorientos sustitutivos. Por supuesto, a mitad de la tarde, hastiados y mustios, claudicaban y bajaban a un bar cercano a comprar bocadillos de tortilla de patatas y magdalenas.

Me di cuenta de que muchas entidades individuales todavía viven sometidas bajo el yugo totalitario del régimen dietético. Así, por las tardes, en lugar de analizar cuentas de resultados, comencé a escribir las primeras líneas que constituyen este relato.

***

El desayuno es una de las comidas más importantes del día. Normalmente almuerzo bastante: pan, aceite, jamón, a veces mermelada, además de zumo de frutas natural y café o té. De vez en cuando, me consiento un capricho: mi venerado *english breakfast* (siempre he sido muy anglófila).

La idea es más o menos la de la moderación presupuestaria. Tenemos un presupuesto alimenticio. Hay alimentos, como los azúcares, los hidratos de carbono y las féculas, que suponen un mayor gasto y otros, como las verduras, las proteínas y las frutas, que apenas cuentan y se consideran un elemento neutro. Durante el día hay que procurar gastar lo menos posible del presupuesto. Un mayor ahorro supone una mayor pérdida de peso. Cada uno debe aprender a seguir, sin obsesionarse, la contabilidad de sus alimentos. Si se quiere gastar más, se gasta, ya se ahorrará después para equilibrar la balanza. Al igual que sucede con la economía, sólo se necesita un poco de sentido común.

> «La idea es más o menos la de la moderación presupuestaria. Tenemos un presupuesto alimenticio. Hay alimentos (...) que suponen un mayor gasto y otros (...) que apenas cuentan y se consideran un elemento neutro. Durante el día hay que procurar gastar lo menos posible del presupuesto».

En ocasiones, cuando no puedo resistirme, no sufro y como de todo. Tengo el día siguiente para pasarlo a base de fruta y verdura o proteínas, hacer ejercicio y refrenar mis excesos. El simple hecho de no tener ningún tipo de restricción obligatoria o presión me ayuda a no sentir ninguna ansiedad y, por tanto, me libera de la necesidad de hincharme a comer y atracarme.

Debemos aprender a escuchar a nuestro cuerpo y discernir lo que nos compensa comer de lo que no, sobre todo si se trata de alimentos ricos en azúcares. Existen muchos sustitutivos menos calóricos, como por ejemplo las bebidas *light*, que deben ser las protagonistas de nuestra dieta, sobre todo si nos gusta tomar copas y salir de noche. Sin embargo, debemos evitar que, movidos por la sensación de estar amparados por los edulcorantes, nos dediquemos a transgredir los límites de la moderación y el equilibrio. Desde que recuerdo, la nevera de casa siempre ha estado llena de este tipo de productos sin que produjesen ningún resultado. No hay que mitificar lo *light* o *fatfree*; a esto se refiere la Constitución liberal con la renuncia al *lightismo*, que no es lo mismo que *lightidad*.

La actividad física es una recomendación que no puedo obviar. No me considero la persona más deportista del mundo, pero he de admitir que el ejercicio no sólo beneficia físicamente, sino que además ayuda a sentirse mejor desde el punto de vista psicológico. En efecto, al hacer ejercicio quemamos calorías y grasas, pero también liberamos endorfinas, una sustancia directamente relacionada con la producción de las sensaciones de felicidad y relajación. Hay diferentes formas de hacer ejercicio; personalmente prefiero practicar deportes como tenis o *hockey*; sin embargo, no siempre es fácil encontrar tiempo para ponerse de acuerdo con un contrincante. Los gimnasios constituyen entonces una buena opción, siempre y cuando elijamos el más adecuado a nuestra personalidad.

Yo he sido la típica que ha acudido muy motivada a visitar un gimnasio y ha pagado la matrícula por impulso para no volver a aparecer más.

Durante una temporada también intenté hacer yoga, pero mi nula elasticidad y flexibilidad me impedían realizar la mitad de las posturas sin descoyuntarme. Por otro lado, era incapaz de concentrarme para liberar la mente (quedarme en blanco), y mis pensamientos —y mi mirada— vagaban libres por la sala, observando las actitudes del personal. De este modo, no podía si no romper a reír cuando observaba los esfuerzos ímprobos del modernito de turno para poner la pierna detrás de la oreja mientras se le dilucidaba a la perfección la frontera de separación vertical entre la espalda y la dignidad. El yoga no es para mí, y debo de ser una de las pocas personas que lo afirma abiertamente.

Tras mi deserción forzosa, intenté buscar emplazamientos más apropiados para impartir justicia en mi cuerpo y controlar los posibles excesos. Primero aboné la matrícula de un gimnasio carísimo que se había puesto muy de moda entre mis amigas de mayor poder adquisitivo. Era sólo para mujeres y estaba decorado de forma minimalista y zen, un estilo que, maniática como soy, detesto. El personal era muy atento. Demasiado. Creo que sólo estaban ahí para encontrarme defectos y conseguir que contratara nuevos servicios, previo paso por caja, por supuesto. Recuerdo que cuando se pagaba la matrícula, había que concertar tres citas: una para la revisión médica, otra para las pruebas físicas y una tercera para visitar a la experta en estética. Las dos primeras transcurrían con normalidad. Sin embargo, la cita con la esteticista era como regresar a las peores

«En ocasiones, cuando no puedo resistirme, no sufro y como de todo. Tengo el día siguiente para pasarlo a base de fruta y verdura o proteínas, hacer ejercicio y refrenar mis excesos».

épocas de la dictadura del régimen totalitario. La única misión de aquella presunta pitonisa de Delfos de la belleza era la de hundirte en la miseria para hacerte comprar tratamientos de belleza a precios astronómicos. La belleza también es un negocio. La supuesta experta solía fijarse en la barriga o los muslos de sus posibles víctimas, y los pellizcaba, hasta que conseguía concentrar en un puño toda la grasa acumulada en el cuerpo. Mientras agarraba aquel artificioso cúmulo de grasa proseguía con sus amenazadores argumentos:

—Esto en unos años se habrá multiplicado y se convertirá en una bolsa celulítica y estriada.

Sin embargo, tras sumirte en la depresión, te tranquilizaba:

—Pero no te preocupes, tiene remedio. Compra un bono de diez sesiones de masaje quemagrasas —demasiado doloroso, consiste en pagar a una señora para que te dé una paliza— y otro de una gimnasia postural especial.

Me negué. No quería volver a las humillaciones de la dictadura. Hay que estar siempre alerta, puesto que la dictadura dietética anda al acecho de nuestras inseguridades.

Por otro lado, también estaba el problema de los vestuarios. Hasta la perfecta e intachable mujer del César puede perder la vergüenza en el vestuario de un gimnasio femenino. Como estaba tan de moda, aquel gimnasio estaba lleno de amigas de mi madre, que, cuando las encontraba en el vestuario con su desnudez ya canosa al descubierto, me saludaban con la misma naturalidad que si estuviesen vestidas. Al principio las saludaba con un «¡Uy, qué alegría! Hola, tía Bea. ¿Cómo tú por aquí?», pero cuando les iba a dar los correspondientes dos besos de rigor, les miraba a todas partes menos a la cara. No podía evitarlo. Pasaba una vergüenza terrible. No sé qué me ocurría, pero por mucho que intentase mirar a los ojos a mi interlocutora para tratar de mantener una conversación banal, involuntariamente mi mirada indiscreta siempre retornaba al mismo lugar impúdico. Luego, cuando me las encontraba en otros eventos sociales (dígase un funeral), aquella imagen adánica retornaba a mi mente. Mi timidez también me impedía estar cómoda en aquel gimnasio. A la hora de cambiarme, hacía todo tipo de malabarismos para ponerme el chándal sin quitarme la ropa. Desgraciadamente, si en una ocasión entre mil se me escapaba un pecho, siempre había alguna conocida a mi lado que tomaba buena nota de mi escasa algarabía pectoral, o eso suponía yo... Todas estas inconveniencias minaron mi moral y acabé optando por quedarme en el bar de al lado del gimnasio, bebiendo *gin-tonics*, perfectamente ataviada con mi ropa superdeportiva. Decidí dejar aquel gimnasio por otro menos concurrido.

Lo cierto es que los gimnasios no son santos de mi devoción, pero encontré uno al que asistía sin demasiado esfuerzo. No era tan sofisticado como el anterior, pero las clases era mucho más efectivas. También era sólo para mujeres; de hecho, siempre me he decantado por gimnasios exclusivamente femeninos porque, si alguien me tiene que ver con gesto enfervorizado y exhausto, prefiero que sea de mi mismo género. Y, además, no creo que existan posibilidades reales de ligar en este tipo de recintos.

El gimnasio de Pali Pérez, una señora de unos sesenta años bastante pagada de sí misma que durante la década de los ochenta había conducido varios programas matutinos de gimnasia en televisión, estaba a sólo unos minutos de mi casa. Pali Pérez había escrito varios libros y había grabado vídeos de ejercicios con portadas y carátulas ochenteras bastante cutres. Aunque era bastante mayor, estaba en plena forma. Era tan egocéntrica que cambiaba el nombre a todos los ejercicios: al aeróbic lo llamaba *palirobic*; al pilates, *palilates*, y así sucesivamente. En su gimnasio Pali era la autoridad, la ley. Ya casi no impartía ninguna clase, pero se encargaba de todos los demás aspectos del negocio.

El caso es que durante las clases, que duraban una hora, parecía que no estabas haciendo ningún esfuerzo; sin embargo, al día siguiente, no había músculo en el que no tuvieses agujetas. Pali tenía contratadas a varias ex alumnas como profesoras. La encargada de impartir las lecciones en mi hora era Cata, que solía llevar unos maillots mínimos que contribuían a resaltar su imponente físico y era relativamente guapa. Mientras me descoyuntaba por agarrarme el tobillo, ella sonreía y decía:

—Anda, Cristina —yo ya le había dicho unas mil veces que me llamaba Mercedes—, aprieta esos glúteos.

Cuando terminaba sus clases se duchaba, se ponía un traje de chaqueta de raya diplomática, metía su minúsculo maillot en un maletín de ejecutivo agresivo y abandonaba el gimnasio vestida como si fuese la consejera delegada de Citibank.

Pali Pérez estaba casada con un efebo cubano bastante más joven que ella. Afortunadamente la pareja sólo se personaba en el gimnasio una vez a la semana. Ese día, según íbamos llegando, sin importarle nuestra edad —y había alumnas de edad venerable—, Pali nos hacía abrir la boca para comprobar si estábamos comiendo chicle. Para Pali Pérez no había nada en el mundo más execrable que la goma de mascar. Quizá fuese la necesidad de entrometerse en la vida de sus trabajadoras y alumnas lo que hizo que descuidase sus propios asuntos.

El marido de Pali empezó a venir al gimnasio solo y a encerrarse en el vestuario del profesorado con Cata. Las alumnas nos dimos cuenta en seguida del percal: eran amantes. Pali, que era de todo menos ingenua, empezó a aparecer en mitad de las clases en días aleatorios, con el propósito de sorprender a los amantes como fuese. Un día inesperadamente recriminó a Cata que no estaba haciendo bien los ejercicios y en una exhalación se despojó de su cremoso traje de chaqueta y su figura quedó tan sólo cubierta por unas mallas negras que denotaban su excelso poderío físico, teniendo en cuenta su edad. Era una declaración de guerra en toda regla. Había sufrido una auténtica metamorfosis: de delicada crisálida a mercenaria del aeróbic. Empezó a machacarnos a las alumnas como si fuésemos las culpables de su desdicha. Cuando llegamos a la abdominal noventa y nueve, ya relajadas imaginando que pararíamos en la cien, nos anunció:

—¡Y otras cien más!

En seguida nos dimos cuenta de que nos habíamos convertido en el campo de batalla a través del cual Pali canalizaba su orgullo herido. Aquel día la clase duró media hora más de lo habitual. Estábamos exhaustas, medio muertas. A duras penas podíamos caminar. Renqueantes, nos cambiamos y salimos escopetadas hacia nuestros respectivos hogares. Desgraciadamente, la escena se repitió hasta convertirse en habitual.

La tensión aumentó cuando su marido le pidió el divorcio para casarse con Cata y le amenazó con quitarle la mitad de los gimnasios. Cada vez que las rivales cruzaban la mirada se incrementaba el ritmo y la dureza de la clase. Entonces se escuchaba un suspiro general de súplica hacia Cata, que se quedaba callada y tan temerosa de la iracunda Pali como nosotras mismas.

Debo reconocer, orgullosa, que yo precipité el desenlace del drama. Un día Pali vio que estaba mascando chicle mientras pisaba un elástico con el pie y lo tensaba con el brazo. Estaba trabajando mis bíceps y pectorales, totalmente absorta y concentrada en las indicaciones de Cata. De repente, sentí el aliento polvoriento de Pali en el rostro. Abrí los ojos y la encontré escrutándome tras sus lentes de hipermétrope.

—Escúpelo —me dijo con violencia.

Yo le respondí, esperando ablandar su duro y amargo corazón, que era chicle saciante.

—Da igual. Escúpelo.

Desgraciadamente le hice caso y escupí el chicle con tanta vehemencia que se le quedó pegado en la nariz. Se puso bizca observando la goma de mascar posada sobre el rasgo más sobresaliente de su rostro. En mis intentos por socorrerla y disculparme, conteniendo la risa, solté el elástico que tenía sujeto con el pie y, para más escarnio, le pegué con él en la cara. Debió escocerle muchísimo. El resto de mis condiscípulas, divertidísimas, contuvieron la respiración con una mezcla de morbo y compasión.

—¡Cristina! —exclamó entonces la bondadosa Cata, temiendo por mi vida.

En ese momento la rabia contenida de Pali estalló. Se volvió hacia su rival y con el chicle todavía pegado en la nariz la agarró del pelo. Cata hizo lo propio defendiéndose. Y allí quedaron, como Fortunata y Jacinta, revolcándose y peleándose en el suelo del gimnasio, con una técnica de lo menos delicado y femenino. Las alumnas huimos sin intervenir y decidimos no volver a aparecer hasta que hubiese concluido el proceso de separación de Pali y su marido.

Durante algún tiempo seguí yendo al gimnasio de Pali, pero cuando empecé a trabajar ya no disponía de horas libres completas para asistir a la clase de Cata. Como los otros métodos y gimnasios no me convencían nada, decidí ir caminando hasta el trabajo todos los días y despreciar el ascensor, en beneficio de las escaleras. Siempre que me acordaba, también procuraba mantener tripa y glúteos contraídos, cosa que, teóricamente, equivale a cientos de abdominales, aunque en realidad se trata de un propósito un tanto utópico.

Es importante que cada individuo encuentre la forma que más le plazca de hacer ejercicio. Practicar deporte contribuye a aumentar ese presupuesto calórico del que hemos hablado antes.

A modo de conclusión

El mensaje que he intentado transmitir con este relato es que nosotros, y sólo nosotros, somos los dueños de nuestro cuerpo. Cada individuo es soberano de su destino. Por tanto, sólo uno mismo puede decidir en lo que se quiere convertir y cómo hacerlo.

En primer lugar, hay que librarse de presiones y coacciones de cualquier tipo, ser consciente de las propias limitaciones y saber cuáles son los objetivos que se persiguen. Si decidimos adelgazar, es importante conseguir que este deseo y el régimen que elijamos para alcanzarlo no interfieran en nuestra vida social, familiar o laboral.

«(...) nosotros, y sólo nosotros, somos los dueños de nuestro cuerpo».

Estar a dieta supone un tedio monótono, es como adoptar una forma de vida monacal, que no monegasca. La imposición de regímenes severos suele abocar a frustraciones y, por lo tanto, a revoluciones vengativas o atracones. Así pues, debemos decidir libremente lo que queremos comer. Sin coacciones. Sin ansias.

La batalla por la libertad resulta ardua. No todo el mundo es capaz de pagar el precio de la democracia. Sin embargo, los beneficios son inmensos: se eleva el nivel de vida, la libertad se hace efectiva y la justicia es igual para todos.

Mi camino hacia el régimen liberal empezó el mismo día que renuncié a la comodidad que suponía que agentes exógenos a mi persona (regímenes, amigos, familiares, medios de comunicación...) me dijesen cómo tenía que ser y lo que tenía que hacer. Debemos recuperar la soberanía de nuestro cuerpo y dejar de ceder competencias que sólo a nosotros nos corresponden. La libertad es una responsabilidad y requiere voluntad y justicia.

En muchas ocasiones mis pasos vacilaron y mi seguridad se quebró. Sin embargo, pude rehacer y reordenar las defensas para seguir luchando, siempre tratando de retornar al marco disciplinario que *yo*, patriota de mi persona, me había impuesto. Segura de mí misma, fui capaz de superar todos los traumas y dejar atrás la ansiedad por la comida y, así, adelgazar.

«Segura de mí misma, fui capaz de superar todos los traumas y dejar atrás la ansiedad por la comida y, así, adelgazar».

Después de mi melodramática y sainetesca ruptura, muchas veces me había topado con el eje del mal, Cándida y Javier, pero me escondía para que no me viesen y ellos, si me habían visto, fingían que no. Entonces volvían las inseguridades y, pese a comer con normalidad, mi mecanismo de defensa no podía impedir que nuevamente estuviese tentada de vomitar. Nuestras fuerzas de seguridad deben estar siempre en alerta y dispuestas a movilizarse para combatir cualquier enemigo. No se ha de hacer ninguna concesión al régimen del terror.

Cierto día la algarabía de la primavera hizo que me chocase de frente con dos de mis grandes inseguridades bajo un andamio. Al principio lo interpreté como un mal presagio. Por aquel entonces, ya lucía una figura bastante grácil y zalamera, y casualmente llevaba puesto uno de esos modelos reto que Cándida me había hecho comprar. Como no podía huir, me armé de valor y los saludé. Ellos se apresuraron a decirme que me encontraban muy bien. Me sorprendí pensando que Javier y Cándida eran un reflejo del pasado, vestigios del antiguo régimen. Comprendí que no había nada que me ligase a ellos. Ya no temía sus imposiciones. Me sentí completamente libre, independiente y poderosa. Me percaté de su normalidad. No eran seres extraordinarios. No eran mis superiores. ¿Por qué les había temido tanto? Ni siquiera tengo claro de qué hablamos, tan sólo recuerdo que internamente me repetía: «¿Cómo pude ser tan rematadamente tonta?». Me despedí. Mis demonios se diluyeron para siempre en el recuerdo.

La libertad empieza en uno mismo.

LIBERA TU CUERPO... y el resto, delgadez incluida,
vendrá después.

www.ingramcontent.com/pod-product-compliance
Lightning Source LLC
Chambersburg PA
CBHW062057270326
41931CB00013B/3108